BİLİMSEL MİDE VE BEL EGZERSİZLERİ İLE AH ŞU GÖBEĞİ NASIL ERİTECEĞİM DERDİNE SON VERECEKSİNİZ

Yayınevi Yazardan Direkt

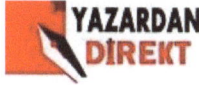

YAZARDAN DİREKT

ISBN: 978-605-9385-14-5

Spormerkezim Sports Education Consulting

ÖNSÖZ

Ağırlaşan yaşam koşulları ile birlikte hareketsiz yaşam ve kötü beslenme alışkanlıkları insanları her bakımdan olumsuz yönde etkilemektedir. Yıllar geçtikçe bu kötü koşullar, insan bünyesi üzerinde her açıdan etkisini göstererek hem fiziksel hem de ruhsal yönden mutsuz toplumlar oluşturmaktadır.

Bu olumsuzlukları yenmeye çalışan insanlar, bu konuda en büyük silahlarının artık spor olduğunu öğrenmeye başlamışlardır. Bunun sonucu olarak tüm dünyada spor endüstrisi ve buna bağlı sportif yatırım ve faaliyetler, insanların daha sağlıklı ve formda olabilmelerini sağlamak amacıyla giderek artan bir yoğunluk kazanmış ve büyük bir sektör haline gelmiştir.

Zaten, insanların daha sağlıklı, güzel ve formda olma arzu ve istekleri doğal bir oluşum olduğundan, sporun, spor kuruluşları ve sektörünün de giderek çok büyük kitlelerin ilgi odağı haline gelmesi kaçınılmaz olmuştur.

Bu genelleme dışında insanlar, dış görünüşlerinden memnun olmama, daha estetik ve formda olma içgüdülerinin yönlendirmesiyle çeşitli sportif aktivitelere başlayarak, ulaşmaya çalışmaktadırlar.

Genelde estetik kaygılarla başlanan sporun, sağlık yönünden ne kadar önemli olduğu hep göz ardı edilmekte ve sağlık sorunları hissedilmeye başlandığında bu defa zorunlu nedenler, bir çok endişelerle spora başlamaya sebep olmaktadır.
Genelde estetik kaygılarla başlanan sporun sağlık yönünden ne kadar önemli olduğu hep ikinci planda kalmaktadır. Fakat sporun yaşam biçimi haline gelmesi, düzenli ve bilimsel kurallara göre uygulanması tümüyle sağlıklı yaşam, estetik ve formda kalmanın anahtarı olmaktadır.

Size sunduğum bu küçük hacımlı, fakat tamamen bilimsel araştırma, bilgi ve kendi tesislerimizde yaşanmış tecrübelerimizden oluşan eserimizle sağlıklı ve formda olabilmenizde yardımcı olabilmek benim için mutlulukların en büyüğü olacaktır.
Başarı Dileklerimle
Erol Uğur

EROL UĞUR'UN ÖZGEÇMİŞİ

Erol Uğur, İstanbul doğumludur. Vefa Lisesi, İstanbul Şişli İktisadi ve Ticari İlimler Yüksek Okulu İşletmecilik İhtisas Bölümü, İşletme Fakültesi Pazarlama Enstitüsü ve İşletme İktisadi Enstitüsü İşletmecilik Lisans Üstü İhtisas Programı Mezunudur. Evli ve iki çocuk sahibidir.

İşletme Ekonomisti olup, Genel Sevk ve İdare, Pazarlama ve Reklamcılık konularında, yurtiçi ve yurtdışı çeşitli eğitim program ve seminerlerine katılmıştır. 1982 yılına kadar yurdumuzun önde gelen pazarlama ve sanayi kuruluşlarında yöneticilik yapmıştır. Almanca ve İngilizce bilmektedir.

Profesyonel yöneticilik döneminden sonra, çok küçük yaşlardan beri ideali olan modern ve bilimsel kurallara göre idare edilen ve insan sağlığını ön plânda tutan spor tesisi kurma ve yönetme arzusunu ilk kuruluşu olan VEGES VÜCUT GELİŞTİRME VE FİTNESS MERKEZİ olarak 1982'de Levent'te, daha sonra 1985'de VEGES VÜCUT GELİŞTİRME MERKEZİ (VEGES II)olarak Etiler'de faaliyete geçirerek gerçekleştirmiştir.

1994 yılı başında da daha modern, daha büyük ve çağdaş bir spor tesisi olarak, İtalyan Innovative Fitness Technology–TECA firmasının dünyaca ünlü rehabilitasyon ve biyomekanik özellikli Fitness makinalarının Türkiye Genel Distribütörlüğünü alarak, Levent'te VEGES SPOR TESİSLERİ TİCARET LİMİTED ŞİRKETİ'ni kurmuş ve faaliyete geçirmiştir.

İlgili Tesislerde başta vücut geliştirme olmak üzere, fitness, aerobik, step ve çeşitli gurup aktiviteleri ile birlikte, Kick-Box, Thai-Box, Self Defence – Yakın Döğüş, Kendini Koruma Teknikleri, Zayıflama, bilhassa Sportif Rehabilitasyon ve hareket sistemi sorunlarını gideren egzersiz programları üzerinde özel çalışmalar, Single Sation – Rehabilitasyon makinalarında hamilelik öncesi ve sonrası, güçlendirici, doğumu kolaylaştırıcı ve çabuk form tutma, duruş bozukluklarını giderme programları uzun yıllar uygulanmıştır.

Oğlu Burak Uğur'la birlikte Etiler Polis Akademisi ve İstanbul Çevik Kuvvet Müdürlüğünde Spor, Self Defence-Kick Box ve Yakın Döğüş dersleri vermiş ve yönetmiştir.
Bilimsel Vücut Geliştirme ve Fitness konularıyla küçük yaşlardan itibaren gerek uygulama gerekse teorik olarak devamlı ilgilenmiş olup, 1980 yılından 1993 yılına kadar, VÜCUT GELİŞTİRME FEDERASYON'unda Teknik, Organizasyon, Hakem ve Eğitim Komitelerinde yer almış olup, görevde bulunduğu yıllarda hem kendi tesislerinde hem de federasyon bünyesinde antrenör kursları ve eğitim seminerlerinde eğitimcilik yapmıştır.

Ülkemizin ilk PERSONAL TRAINING KİŞİYE ÖZEL – BİRE BİR EGZERSİZ PROGRAMLARI EĞİTMENİDİR.Vücut Geliştirme Derneği ve İstanbul Satranç Kulübü 2.Başkanlığı görevlerinde bulunmuştur.

Spor yayıncılığı konusunda Sayın Av.Özer Baysaling ile birlikte 1993'de "Bilimsel Vücut Geliştirme", 1999'da "Herkes İçin Spor" adlı bilimsel esaslara dayanan spor serisi kitaplarını yayınlamıştır.

Bunu takiben, Boyut yayıncılıktan Senin Seçimin Fit-Mide ve Bel, ve Senin Seçimin Vücut Bölümleri Egzersizleri isimli eserleri yayınlanmıştır.

Bu eserleri takibem hanımların tüm vücut formları için "SHAPE HAPPENS-MÜKEMMEL VÜCUT, KALÇA VE BACAKLAR", ve bunları takiben "FORMDA KALMA & GENÇ GÖRÜNME" ve ansiklopedik yapıda hazırlanmış "VÜCUT GELİŞTİRME EGZERSİZLERİ REHBERİ" isimli kitapları yayınlamıştır.

Daha sonra Spor Yayınları İhtisas Kitapları Serisine devam etmiş, ve elinizdeki herkesin ortak form sorunu olan, göbek eritme ve vücut vitrinini forma sokma konusunda ki "VÜCUDUNUZUN VİTRİNİ" kitabını, E-Kitap formatında sizlerin beğenisine sunmuştur.

Halen spor eğitim, spor tesisi kurma, fizibilite, danışmanlık ve uygulama hizmetlerini, SPOR EĞİTİM VE DANIŞMANLIK, SPORMERKEZİM SPORTS EDUCATION CONSULTING ve BUJİN FIGHT CLUB kuruluşları ile devam ettirmekte, Dünyaca ünlü İSVEÇ MASTERCARE BACK A TRACTION SİSTEM – Bel ve Sırt Tedavi Edici ve Koruyucu Traksiyon Sistemlerinin Türkiye Master Distribütörlüğünü yürütmektedir.

Online Spor Eğitim projelerine istinaden 2005 yılında www.sportmeniz.biz, 2007 yılında Türkiye'nin en büyük ve geniş kapsamlı bilimsel içerikli spor eğitim sitesi olan www.spormerkezim.com 'u, daha sonra, ve bel-sırt-eklem ağrılarını giderme sistemi olan Mastercare Back Care System ile ilgili www.mastercare-tr.com sitelerini oluşturmuştur.

www.spormerkezim.com da Online Eğitim ve Kişiye Özel Egzersiz Programlama ve Spor Tesisleri Üye Egzersiz Ve Yönetim İşletim Sistemini ve Bel Okulu'nu tüm sporseverlerin hizmetine sunmuş olup, birçok sportif kurum ve müesseseye SPORMERKEZİM SPORTS EDUCATION CONSULTING kuruluşu ile eğitim ve danışmanlık hizmetlerini sürdürmektedir.

www.spormerkezim.com.tr ile de tüm sportif cihaz aksesuar, sporcu gıdaları, eğitim ve spor kitapları e-ticaret sitesi hizmeti vermektedir.

Ayrıca,hergün yayın yapan www.sporizle.tv internet tv kanalını Yayına sokmuş ve tüm Spor severlerin hizmetine sunmuştur.

Ulus'da, MAC FIT bünyesinde faaliyet gösteren BUJIN V.I.P.Atletick Development Club'da oğlu Burak Uğur ile birlikte Kişiye Özel Egzersiz Eğitimlerini sürdürmektedir..

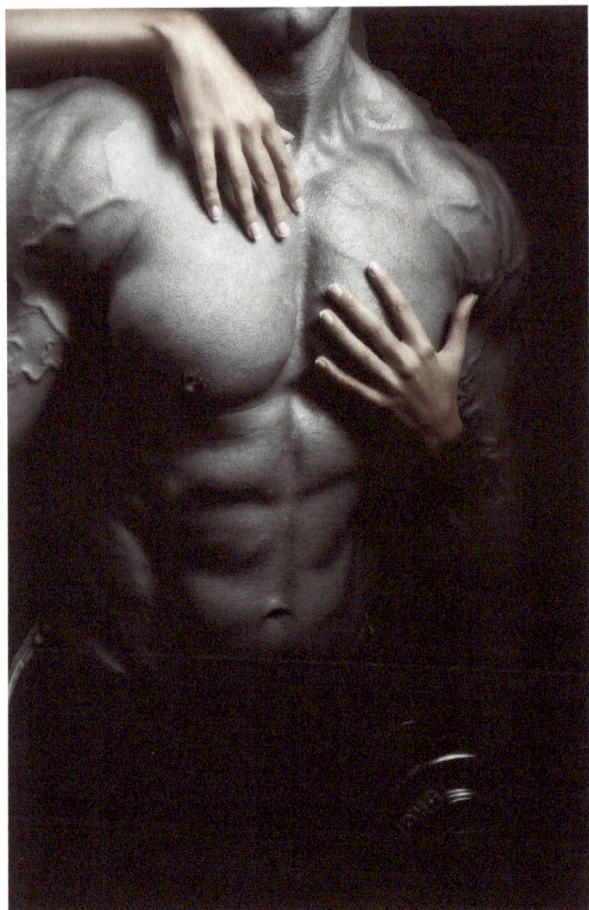

GİRİŞ

Dünyada yaşayan tüm insanların %92'sinin dış görünüşlerinden memnun olmadıklarını biliyor musunuz?

Tüm yaşam içinde insanlar mide, karın ve bel bölgesinde toplanan ve gittikçe artan yağ tabakaları ile büyük bir mücadele içine girmekte ve çoğunlukla da bu mücadeleyi bırakarak "GÖBEK SENDROMU"ile yaşamlarını sürdürmektedirler.

Günümüzün yaşam koşullarında yağlarla birlikte yaşamak o kadar doğal hale gelmektedir ki, onları eritmek, incelmek, ince kalmak, vücut vitrinini gösterişli ve kuvvetli hale getirmek değil, o şekilde "TOMBİŞ" kalmak, insanların yakın çevresinden de desteklenerek adeta bir sevimlilik göstergesi haline getirilmektedir.

Halbuki gittikçe, özellikle mide civarında artan bu yağların, sadece Manş denizini yüzerek geçerken enerji verdiğini kabul etme veya soğuktan donmayı önleyen bir birikim olarak görme iyimserliği, bu bölgenin gittikçe daha da irileşmesine ve kalp için çok büyük bir yük ve tehlike oluşturmasına neden olmaktadır. Diğer bir açıdan "Orta kattaki" giderek artan bu birikimin psikolojik bozukluklar yaratarak olumsuz davranış halleri ve kötü bir estetik görünüşü de beraberinde getirdiği bir gerçektir.

İşte bunun bir devam yolu olarak son yıllarda giderek artan sağlıklı yaşam, vücut estetiği ve formuna verilen önemle birlikte; mide, karın ve bel bölgesini çalıştıran ve her gün hem televizyonlarda hem de basında izlediğimiz çok çeşitli aletlerin tanıtımı yapılmaktadır.

Evlerde yapılan egzersizler, yaz ayları yaklaşırken dolup taşan spor merkezleri ve birçok kişisel gayretler, hep bu orta kısımdaki görüntü neticesi, İnsanlar yıllarca ihmal ettikleri spor ve egzersizlere "AH ŞU GÖBEĞİ BİR ERİTEBİLSEM" felsefesi ile başlamaktadırlar.

Ancak işin şu gerçek yanı ve bilimsel yaklaşımı hep ihmal edilmektedir: Konuya hep estetik açıdan yaklaşıp, vücut ağırlığını gereksiz yere arttırıp, kalp üzerinde lüzumsuz vücut ağırlığı nedeniyle birkaç misli daha fazla çalışma ve yükleme getiren bu durumun, sağlığı son derece olumsuz yönde etkilediğine hiç dikkat edilmemektedir.

Yapılan tıbbi ve bilimsel araştırma sonuçlarına göre vücutlarında fazla yağ olan insanların kalp krizi riski ve eklem yeri rahatsızlıkları da çok yüksek olmaktadır. Bunun sebebi de yine bu araştırma sonuçlarından elde edilen bilimsel değerlerden ortaya çıkmaktadır.

Bu araştırma sonuçlarından bir kalbin biyolojik ömrünün, normal yaşam süresince takribi 2,5 -3 milyar kezlik atım sayısına sahip olduğu tespit edilmiştir. Bu atım sayısından hareketle, normal yaşam süresinin 100 – 110 yıllara kadar uzanabileceğini hesaplamak mümkün olmaktadır.

Bu durumda vücut yağlarının aşırı ölçülere çıkarak kalbe yük getirmesini önlemek ve düzenli egzersizlerle, kalbi güçlendirip, onu daha ekonomik çalışma ritmine sokmak ve vücudu yıllarca gereksiz bir ağırlığı taşımaya mahkum etmemek en önemli bir sağlık tedbiridir. Aslında yapılan sporun da temelde bu amacı taşıması daha doğrudur.

Bu bilimsel gerçekler ile birlikte, spor ve spor eğitimciliği üzerinde ki uzun yıllara dayanan tecrübelerimin ışığında, mide, bel ve karın bölgelerinde toplanan yağların, vücut ağırlığında hem estetik hem de sağlık açısından en fazla sorun yaratan maddeler olduğu kesinlik kazanmıştır.

Bununla birlikte insanların, en fazla şikayetçi olup, kulaktan dolma ve yetersiz bilgiye sahip olduğu, gittikçe sinir bozan, vücutlarının görüntüsünü ve sağlığını tehdit eden bu yağlara karşı ne yapacağını bilmez bir şekilde telaşlanarak, sağa sola koşmaları ve arayış içinde olmaları tam anlamıyla sorun yaratarak, onları mutsuz kılmaktadır.

İşte hem sağlık hem de estetik sorunu yaşamamak ve yaşam boyu mutlu olmak için "GÖBEK SENDROMU'nu" önlemenizi bu kitabımda size önemle önermek ve uygulatmak arzusundayım.

Mide ve Karın kaslarınızın "Vücudunuzun Vitrini" sayılarak ömür boyu süregelen bir sağlık ve form göstergesi olduğunu hiçbir zaman unutmamalısınız.

Bu kitap, vücutlarından yağ atmak, estetik ve form kazanarak yaşam boyu daha sağlıklı ve mutlu olmak isteyen herkese hitap etmektedir.

Ancak, sadece birkaç kilo vermek veya bir sportif yarışma amacı ile belirli bir kiloyu hedeflemek ve daha iyi bir dış görünüş sağlamaya çalışmak, konumuz sınırları içinde bir anlam ifade etmemektedir.

VÜCUDUNUZUN VİTRİNİ, vücutlarından yağ atmak arzusunda olup, daha iyi bir sağlık durumu hedefleyen ve korkunç diyet ve diyet ürünleri ile zaman ve para harcamak istemeyen herkesin yaşam boyu yardımcısı olacak bir eserdir.

Bu kitabı okuduğunuzda göreceksiniz ki, vücut yağını kaybetmek, belirli kurallar dizisini içeren bir süreçtir. Bu kurallar dizisini ve MİDE DÜZLEŞTİRME PROGRAMINI uyguladığınızda, kesinlikle vücut yağını atmış olmaktasınız. Bununla birlikte, yağ kaybetmenin kesinlikle vücut ağırlığının kaybı olmadığını anlayacaksınız.

Birçok insan uzunca bir zaman devamlı olarak tartılmaktadır. Tartılar, size sadece vücut ağırlığı hakkında bir rakam vermektedir. Halbuki vücudunuzun bileşimi ve ne kadar yağ oranına sahip olduğu hakkında bir bilgi verememektedirler. Ve vücut bileşenleri, kondisyon, sağlık, iyi görünme ve kendini iyi hissetme üzerinde son derece kati etki yapmaktadır.

Bütün yaşamınız boyunca, vücudunuzun yağsız kitleleri ile yağ dokuları arasında süregelen bir devir daim meydana gelmektedir.

Ancak, bu durum üzerinde pek fazla durmuyorsanız, bu kitap size pek fazla ilgi çekici gelmeyecektir.

Sağlıklı kilo vermek isteyen ve benzer metabolizmaya sahip olup, aynı kilo verme kurallarını takip eden çok sayıda insanla, hem sahibi olduğum spor tesislerinde hem de günlük yaşam içinde karşılıklı olarak görüştüm.

Fakat bu konuda hepsinin amaçları farklıydı. Bunlardan bir kısmı biraz yağ kaybetmek istiyordu, çünkü artık elbise dolaplarındaki giysiler kendilerine oldukça yabancılaşmıştı, bazıları ise, bir vücut geliştirme yarışmasına hazırlanma arzusundaydı. Bir kısım ise, hayati sorunlar, örneğin kalp krizi vs. gibi sağlık sorunlarını gidermek istemekteydi. Diğer bir kısmı yakında yapılacak olan güzellik yarışması ve çevirecekleri film sahneleri veya çıkacakları podyum için, şu göbeği nasıl kısa sürede eritebilirim endişesini taşıyorlardı.

VÜCUDUNUZUN VİTRİNİ, istenen yağ kaybını gerçekleştirebilmek için genel bir bölümle başlamaktadır. İlk dört bölümde, mide, karın ve bel bölgesi kaslarının anatomisini, yağ atmak ve hedefinize ulaşabilmek için, ne yapmanız gerektiğini öğreneceksiniz.

Bunu takip eden iki bölüm ve eklerde ise, daha çok ve çabuk kilo verebilmek için faydalı tamamlayıcı bilgileri ve MİDE DÜZLEŞTİRME PROGRAMI'nı ve egzersizleri, mide ve bel kaslarının tıbbi açıdan değerlendirilmesi ve atletik performans üzerindeki etkilerini göreceksiniz. Ayrca, besin maddeleri tablolarında, yağ atma gayretlerinizi ayarlamanıza yardımcı olacak olan, yağ ve karbonhidrat içeren besin maddelerinin geniş bir sıralamasını ve diğer faydalı tabloları bulacaksınız.

Bu kitabın satırlarında sizlere bu amacınızı gerçekleştirecek olan kuralları bir reçete halinde sunmuş bulunmaktayım. Sizlere, kitabı okumanızda, sporunuzda, işinizde, antrenmanınızda, yemenizde ve doğal olarak da yağ atma gayretlerinizde başarılar, hep formda, genç görünümlü ve GÖBEKSİZ bir yaşam dilerim.

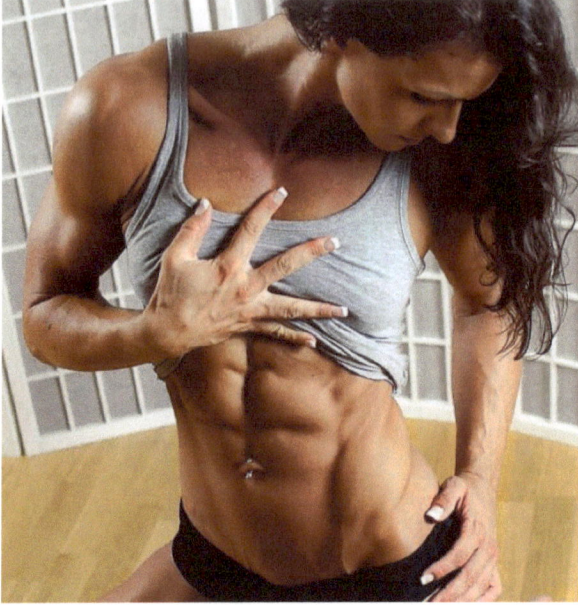

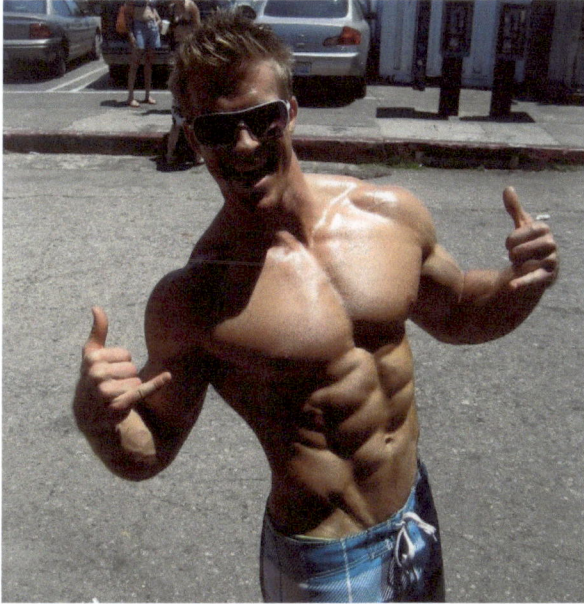

BÖLÜM 1

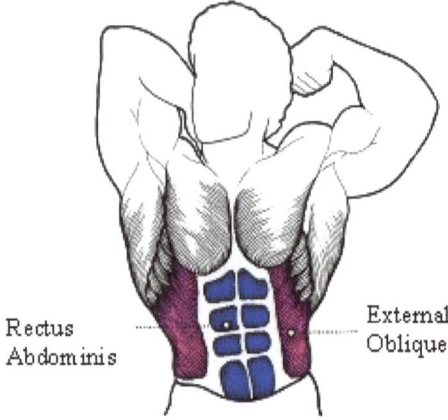

Rectus Abdominis

External Oblique

MİDE-BEL KASLARININ ÖNEMİ VE ANATOMİSİ

Mide ve bel kasları, vücudun çok önemli bi bölümünde hayati önem taşıyan organları ve omurgayı koruyan, vücudun tüm hareketlerini kolayca ve risksiz yapmasını sağlayan kas guruplarından oluşur.

Bu fonksiyonları ile birlikte tüm bedenin genel görünüş avantaj veya dezavantajlarını belirgin hale getirerek, düzenli ve uygun plânlarla çalıştırıldığı takdirde kuvvetli, dinamik ve estetik özellikler kazandırır.

Bütün insanların da ortak arzusu; düz, şekilli ve kuvvetli mide kaslarına sahip olmaktır. Hiç kimse yaşamının büyük bölümünü yağlanmış ve irileşmiş bir "Göbeği" taşıyıp, bunun getireceği psikolojik ve fizyolojik sorunlar ile uğraşarak geçirmek istemez. Her insanın doğasında olan; daha güzel, daha kuvvetli, ince ve formda olma arzusu, mide ve bel bölgesi söz konusu olduğu zaman daha da ilgi çekici ve kaçınılmaz olmaktadır.

İster sporcu, isterse sanatçı, manken, film yıldızı veya normal yaşam süren bir birey olsun, sağlık ve form kazanmak için, hele 40'lı yaşlardan sonra vücut fonksiyonlarının daha yavaş işlediği ve metabolizmanın doğal olarak eski hızını kaybettiği zamanlarda, egzersiz yapılmayıp, bir de kötü beslenildiği takdirde, vücut yağ oranının artması ve bunların en çok da mide ve bel bölgesinde toplanması kaçınılmaz bir görüntü ortaya çıkarmaktadır. Bunun sonucu olarak bel ağrısı, bel fıtığı v.s. gibi sağlık sorunları da, mide ve bel kaslarının ihmâl edilmesinden dolayı sık sık şikâyet edilen konular içinde olmaktadır.

Bu duruma düşmemek ve yaşam boyu sağlıklı, formda ve estetik görünümlü kalmak için, size hazırlamış olduğum ve günlük yaşam içinde rahatlıkla uygulayabileceğiniz bir çalışma plânı ve kurallar dizini ile sıkı sıkıya birlikte olmalısınız.

Bu plâna geçmeden önce mide ve bel bölgesinde yer alan önemli kas guruplarını kısaca tanıyalım ve daha sonra da plânın ana hatları ve temel bilgilerine girelim.

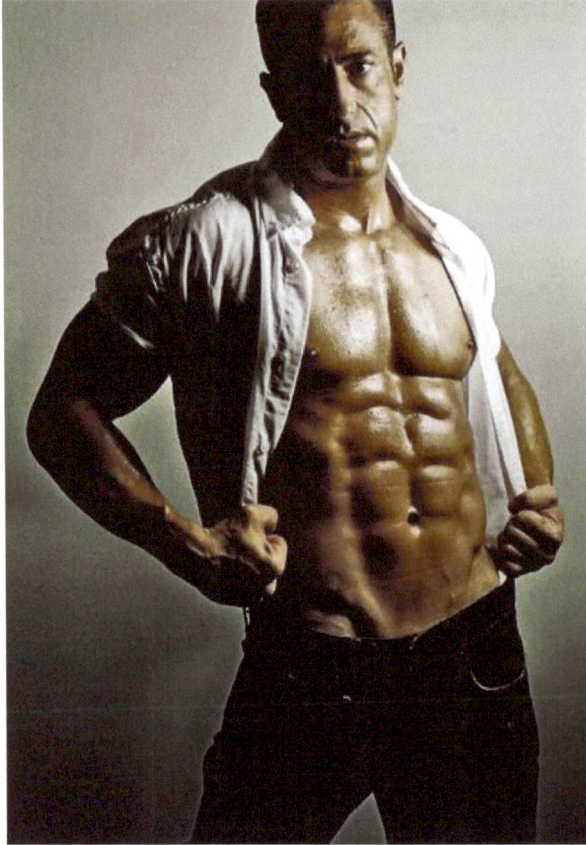

OMURGANIN ANATOMİSİ

Mide kaslarının sıralamasına girmeden evvel hayati öneme haiz olan omurgadan da kısa bilgi vermek gerekir.

Omurga, oldukça özgün ve iyi tasarlanmış bir yapıya sahiptir. Toplam 33 adet omurga kemiğinden (Omur) oluşur ve her bir omurga kemiğinin, üzerinde bulunan vücut ağırlığını taşıması gerektiğinden, alt omurga kemikleri, üsttekilerden daha büyüktür ve daha fazla yük taşırlar. Göğüs omurga kemiklerine bağlantılı olan 12 çift kaburga kemiği ile birlikte, göğüs boşluğu iskeletini oluşturmaktadır.

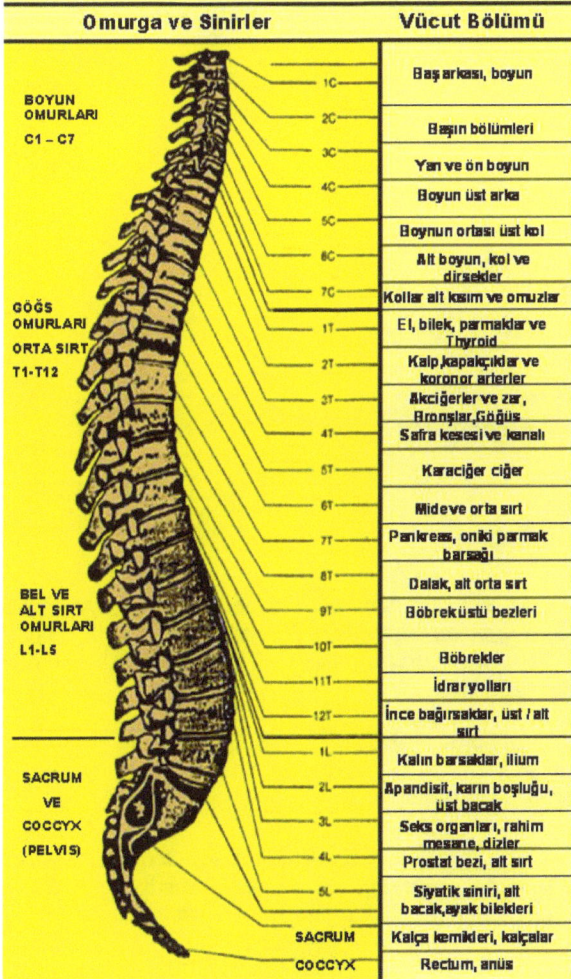

Omurga ve Sinirler		Vücut Bölümü
BOYUN OMURLARI **C1 – C7**	1C	Baş arkası, boyun
	2C	Başın bölümleri
	3C	Yan ve ön boyun
	4C	Boyun üst arka
	5C	Boynun ortası üst kol
	6C	Alt boyun, kol ve dirsekler
	7C	Kollar alt kısım ve omuzlar
GÖĞS OMURLARI **ORTA SIRT** **T1-T12**	1T	El, bilek, parmaklar ve Thyroid
	2T	Kalp kapakçıklar ve koronor arterler
	3T	Akciğerler ve zar, Bronşlar,Göğüs
	4T	Safra kesesi ve kanalı
	5T	Karaciğer ciğer
	6T	Mide ve orta sırt
	7T	Pankreas, oniki parmak barsağı
	8T	Dalak, alt orta sırt
BEL VE ALT SIRT OMURLARI **L1-L5**	9T	Böbreküstü bezleri
	10T	Böbrekler
	11T	İdrar yolları
	12T	İnce bağırsaklar, üst / alt sırt
	1L	Kalın barsaklar, ilium
SACRUM VE COCCYX (PELVIS)	2L	Apandisit, karın boşluğu, üst bacak
	3L	Seks organları, rahim mesane, dizler
	4L	Prostat bezi, alt sırt
	5L	Siyatik siniri, alt bacak,ayak bilekleri
	SACRUM	Kalça kemikleri, kalçalar
	COCCYX	Rectum, anüs

Omurga tek ve bütünlük içeren bir yapıda olup 33 omurdan oluşmaktadır. Her omur vücut ağırlığının belirli oranlar ve açılar dahilinde destekçisidir. Mide ve bel bölgesinde bu omurlardan 24 tanesi etkili olup, vücut bölümlerine göre dağılımı şöyledir: Boyunda 7, sırtta 12 ve belde 5 ve kuyruk bölgesinde sabitleşmiş durumda olarak 5 adettir.

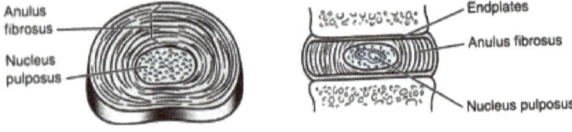

Omurlar arasında, kıkırdak yapıda, omurlar arası diskler yer alır. *Diskler, ağır, güçlü kalojen lif kıkırdak katmanları ile çevrelenmiş jöle benzeri bir kitleden oluşmuştur. Bu diskler, omurlar arasında hareket sağlar ve aynı zamanda da onlara destek olur. Omurlar birbirine kaslar ve kafa tasından kuyruk sokumuna kadar uzanan fibroz dokular aracılığı ile tutturulmuştur.

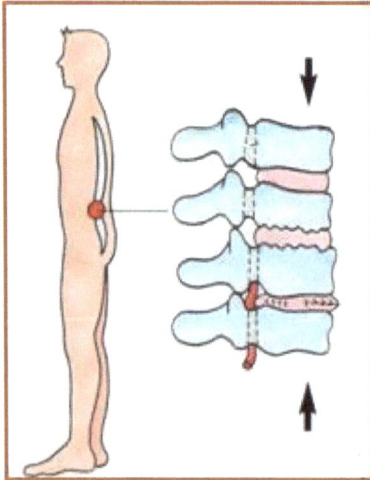

Omurgada yandan bakıldığında belirgin olan dört normal kavis vardır. Boyun (servikal) ve bel (alt arka) kavisleri, arkaya doğru iç bükey biçimdedir. Bu dizilim, omurga tarafından etkili bir destek sağlanma imkânı vermekte ve omurganın farklı bölümlerinin birbirinden bağımsız hareket edebilmesini sağlamaktadır.

Omurganın hareketi, omurlar arasındaki elâstiki disklerin sıkıştırılması ve deformasyonu ve aynı zamanda omurganın birbiri üstünde (omurların üst ve alt kısmındaki çıkıntılı yapı ile) kayar eklem hareketi sayesinde gerçekleşmektedir.

Her bir omurun hareketi oldukça küçüktür. Ancak aynı zamanda çok sayıda omurun toplam hareketi çok büyük olarak kendini gösterir. Omurga içi hareketin sınırlı oluşu, fibroz dokunun çok sıkı oluşundan ve omurların her biri içine geçen kısımlarının biçimi ve konumundan kaynaklanır.

Göğüs boşluğu kısmında ise kaburga kemikleri, hareket aralığını daha da sınırlamaktadır.

OMURGANIN TEMEL HAREKETLERİ

Omurga esas itibariyle dört hareket yapar:

1. Bükülme, veya omurganın ileri yönde eğilmesi hareketinde, omurların iç kısımları, birbirine yaklaşacak tarzda hareket yapar.
2. Esneme veya bükülme hareketinden doğal anatomik konuma geri gelme. Anatomik konumunun ötesine geçme (geriye doğru eğilme) hiper esneme olarak tanımlanır. Unutulmamalıdır ki, hafif hiper esneme,, gerçekte bel omurunun normal durumudur.
3. Sağa veya sola, yana doğru eğilme. Bu hareket sırasında omuzlar kalçaya veya kalçalar (pelvis-leğen kemiği) omuzlara doğru (kalçalar desteklenmemiş veya askıya alınmış konumda) hareket eder.

Omuz Dönüşü, omurga uzun ekseni çevresinde dönme hareketi. Bu hareket sırasında omuzlar hareket eder. Ancak vücut alt kısmı askıda olacak şekilde vücudun üstü tarafından desteklenmiş konumdayken, aynı kaslar kullanılarak kalçalar sağa veya sola doğru, omuzlar sabit konumda hareket ettirilebilir. Bu "Çapraz Pelvis Kuşağı Dönüş Hareketi" olarak tanımlanır ve aynı zamanda ayakta da uygulanabilir.

Ancak bu durumda hareket, orta bölmeden değil, kalça eklemlerinden gerçekleştirilir.

LOWER BACK
Erector Spinae

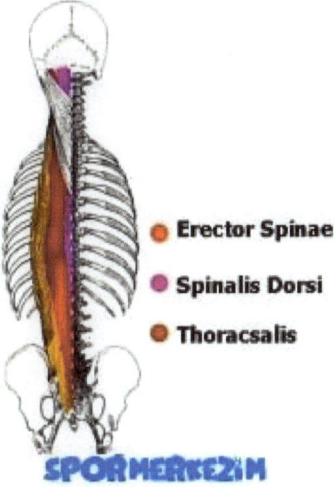

● Erector Spinae

● Spinalis Dorsi

● Thoracsalis

SPORMERKEZİM

MİDE KASLARININ ANATOMİSİ VE HAREKETE KATILAN ÖNEMLİ KASLAR

Mide ve karın bölgesinde vücudun ön kısmında yer alan kaslar:

- Rectus Abdominis: Ön mide kasları – Extension (Gerilme) ve Flexion
- (Bükülme) hareketlerini yaptırır, omurganın anî hareketlerde frenlenerek korunmasını sağlar.

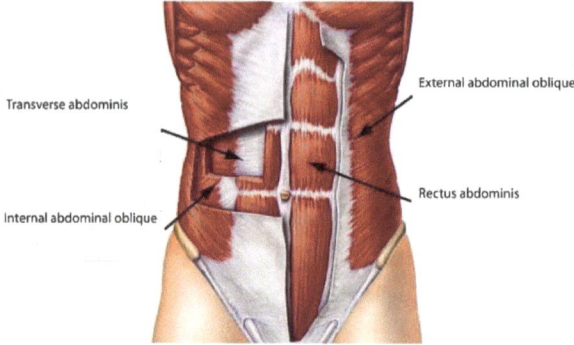

- External Oblique: Yan–Dış Bel kasları, Rectus Abdominus kaslarının her iki yanında yer alır. gövdenin iki yana bükülme ve doğrulma hareketlerini yaptırır.
- Internal Oblique: Yan–İç Bel kasları (External Oblique kaslarının altında yer alır, yatay liflerden oluşur ve gövdenin her iki yana bükülme ve doğrulma hareketlerinde birlikte hareket ederler.
- Serratus Anterior: External Oblique kaslarının üst kısmında yer alırlar, çapraz bir yerleşim formuna sahiptirler.
- Transversus Abdominus: Internal Oblique kaslarının alt yanında yer alırlar ve dikine fibrillerden oluşan bir yapıları vardır.

Vücudun arka kısmında yer alan kaslar:

- Erector Spinae: Gövdenin öne ve arkaya bükülme ve doğrulma hareketini sağlarlar.
- Quadratus Lumborum: Gövdenin öne ve arkaya bükülme ve doğrulma hareketinde Erector Spinae kasları ile birlikte fonksiyon görürler.

Kısaca belirttiğim bu kas gurupları hem tüm yaşamımız boyu hem de tüm spor aktivitelerinde bel fonksiyonları için çok önemli rol oynamaktadırlar. Omurgayı korumalarından dolayı da bu bölgeyi çalıştırırken çok dikkatli olunmalıdır.

Omurganın hareketini sağlayan kaslar ikili gurup halinde, her biri omurganın bir tarafında yer alır. Bunlar birbirinden bağımsız olarak işlev görür. Ön tarafta yer alan omurga kasları, doğrudan omurga kemiklerine bağlı değildir. Bütün karın kasları da bu şekildedir. Karın ve mide kasları kasıldığında, kaburga kemiklerini aşağıya doğru çeker, aynı şekilde pelvis yukarı doğru çekildiğinde, omurga bükülme hareketlerini gerçekleştirir.

Omurganın bükülme hareketinde, yukarıda sınıflandırdığım Rectus Abdominus ve iç ve dış (internal ve external oblique) bel kasları birlikte fonksiyon görürler. Düz karın kasları (Rectus Abdominus), oldukça uzun, tüm karın bölgesinin ön kısmında boydan boya uzanırlar. Pubis (Genital Bölge) üst kısmından başlar ve beşinci, altıncı ve yedinci kaburga kemiklerine bağlanırlar.

Kasların sağ ve sol yarısı, yaklaşık 2,5 cm.genişliğinde, Linea Alba yukarıdan aşağıya doğru ise, paralel bir düzende 1-1,5 cm. genişliğinde Tendinous Inscriptions denilen tendon şeritlerle birbirinden ayrılmışlardır. Kas lifleri birbirine paralel durumdadır ve genellikle karın bölgesinin şişman biçimde görünmesine neden olan bölümler oluşturan üç ayrı tendon ile oldukça iyi gelişmiş, aynı zamanda "boğumlu" olarak da bilinen Rectus Abdominus tarafından kesilir.

Rectus Abdominus normal durumda kavisli bir çizgi izler ve kasıldığında ise düzleşir.
Dış Oblique kası, Rectus Abdominus kasının her iki tarafını kaplar. Bu kas, alt sekiz adet kaburga kemiğinin üst uçlarına ve Pubisin üst tarafı, İliyum ön yarısına ve alt uç tarafta Linea Alba ile bağlantılıdır.

Lifler, karnın her iki yanında alt taraftaki bağlantıdan diyagonal biçimde yukarıya ve yana doğru gider ve önden bakıldığında V harfine benzer bir şekil alır.

İç Oblique kası, dış oblique kasının tam altında bulunur ve üst ucunda, lifler, hemen hemen dış oblique liflere doksan derecelik bir açı yaparak bu sefer önden bakıldığında ters V harfine benzer bir görüntü verir. Alt uçta ise, iç oblique kas lifleri, hemen hemen yatay durumdadır. Bu lifler, İliyum üst kısmından sonraki bel fibroz dokusu (fascia) ve klasik fibroz dokusu (inguinal ligament) içinden çıkar. Uçta ise sekizinci, dokuzuncu ve onuncu kaburga kemikleri kıkırdaklarına ve Linea Alba tendon şeritlerine bağlanır. İç ve dış oblique kasları, mide ve karın bölgesinin her iki yanında çok geniş yer kaplarlar.

Bu kaslar, gövdenin üste, alta, yana bükülme ve omurganın hareketlerini gerçekleştirirler. Omuz kuşağı hareketsiz tutulduğunda, bu kasların kasılması, pelvis kuşağının dönüşünü sağlar. Pelvis kuşağının sabit tutulması durumunda gövdenin üst kısmının (omuzlar) dönüşü sağlanmış olmaktadır.

Hareketin oluşturulması için mide ve karın bölgesinin bir tarafındaki dış oblique kasları, diğer taraftaki iç oblique kasları ile birlikte mide ve karnın üzerinden bir diyagonal çekme hareketi gerçekleştirilir. Örneğin, alt sol taraf ve üst sağ taraf veya sağ taraf ve üst sol taraf, birlikte dönüş hareketini gerçekleştirmek üzere uzun bir çekme hattı oluştururlar.

MİDE VE KARIN ALT ANATOMİK GÖRÜNÜŞÜ

Her ne kadar omurga hareketi içinde yer almıyorsa da, karın kaslarının Transversus Abdominus olarak tanımlanan en alt katmanlarındaki durumdan da bilgi vermem faydalı olacaktır.

Bu kaslar, klasik fibroz dokusunun dış üçüncü bölümünden, İlium üst kısmından, alt altı kaburga kemiği kıkırdaklarından ve bel fibroz dokusu (Fascia) bölümlerinden çıkar. Daha sonra Pubis üst kısmı ve İlium-Pubis–İliopectineal hattından ve Linea Alba üzerinden geçerek orta bölümde bir araya gelirler.

Transversus Abdominus kasları, iç organların tutularak, karın cidarının düz bir görünüm kazanmasında çok önemli bir işleve sahiptirler. Bunun yanı sıra, bu kaslar, cebrî solunum sırasında çok önemli bir rol oynamaktadır.
Genel olarak bilgilerini size vermiş olduğum ve kısaca bahsettiğim, omurga, mide, karın ve bel kaslarının anatomik yapılarının düzenli olması ve işlevlerinin kusursuz devam etmesi, yaşamımız boyunca tüm hareket sistemimizin çalışmasında birlikte fonksiyon görmeleri açısından hayatî öneme sahiptir.

Mide ve bel bölgesini çepeçevre saran ve omurgayı tüm egzersiz risklerine karşı koruyan bu kas gurupları; hareketsiz, sporsuz bir yaşam ve kötü beslenme alışkanlıkları neticesinde, yaş faktörünü de hesaba kattığımızda, yağlanıp irileşmeye ve GÖBEK ortaya çıkmaya başlayınca, hem sağlık hem de estetik açıdan tehlike sinyalleri vermeye başlamakta ve işlevlerini görmekte zorlanarak birçok sorunlara neden olmaktadırlar.

Ancak bu durumdan kurtulmak için hemen telaşa kapılıp hareketlere başlamak, spora ilk adım atmak için yeterli olmamaktadır. Bunun için iyi bir egzersiz programı dengeli ve bilimsel bir beslenme plânını birlikte yürütmek için kararlı olmak ve düzenli uygulamak gerekecektir.

BÖLÜM 2
VÜCUDUNUZDAN YAĞ ATMAK VE HEDEFİNİZE ULAŞMAK İÇİN YAPMANIZ GEREKENLER

A. BESLENME ALIŞKANLIKLARI

Beslenmeniz ve yeme alışkanlıklarınız genel sağlık durumunuzu çok yakından ilgilendiren bir husustur. Bundaki düzensizlik ve kötü alışkanlıklar giderek hem vücut yağ oranını arttırmakta hem de sağlığı tehlikeye atmaktadır.

Beslenme ile ilgili gereksinimleriniz, spor ve sağlığınızla ilgili amaçlarınıza sıkı sıkıya bağlıdır ve buna göre değişkenlik içerirler. Burada önemli olan husus şudur ; Sağlığınızla ilgili çok iddialı hedefleriniz olmasa bile, spor yapma, vücudunuzu forma sokma ve vücut yağ oranını azaltma gayretleriniz sırasında genel beslenme hakkında bilgi edinmeniz ve onları egzersiz programınızın hedefe ulaşmasında kullanmanız şarttır.

Beslenme alışkanlıklarınızda küçük fırça darbeleri yapacağınız akıllı, ekonomik ve sizi usandırmayan mini değişiklikler GÖBEK eritme plânınızda sizi başarıya götürecek, sağlıklı bir metabolizmaya ulaştıracak ve mutlu edecektir.

Bu konu ile ilgili olarak doktorunuzla veya diyetisyeninizle zaman zaman görüşmenizde yarar vardır.

Çalışmalarınızı yapıp, yağ atma plânımızı uygularken kamuoyunda oluşmuş bazı yanlış bilgileri de bilmenizde fayda vardır:

- Halk arasında söylenen; yağlar kasa, kaslar yağa dönüşür inanışının bilimsel bir tarafı yoktur. Çünkü yağ bir maddedir, kas ise dokudan oluşmuştur ve birbirlerine dönüşmeleri mümkün değildir.
- Tartıldığınızda kilonuz fazla çıkıyorsa şişmansınız görüşü de doğru değildir. Kas dokusu yağdan %75 oranında daha ağırdır. Bunun anlamı şudur; Vücut ağırlığını düşürmeden vücut yağ oranını azaltabilirsiniz. Hatta vücut ağırlığını arttırırken, yağ oranını azaltabilirsiniz.
- Devamlı tartılarak kaç kilo olduğunuza bakmanız da bir şey ifade etmez. Çünkü tartılar vücut yağ oranını asla söyleyemezler. Burada yapacağınız şey giysilerinizin üzerinizde nasıl durduğunu kontrol etmektir. Bu şekilde vücut yağını kaybedip kaybetmediğinizi daha çabuk anlayabilirsiniz.

KATTAKİ GÖRÜNTÜ KİRLİLİĞİNİ GİDERME kitabımın sizlere mutlak başarı getirmesi için üç önemli ve birbirinden ayrılamayacak hususu hiç göz ardı etmemelisiniz:

1. Dengeli beslenme- Yeme alışkanlıklarını değiştirerek, kalori alımını sınırlamak.
2. Uygun ve düzenli egzersiz–mide ve bel programı.
3. Vücut yağını azaltacak olan tempolu yürüme, koşu, bisiklete binme yüzme vs.gibi Aerobik karakterde egzersiz.

Bu üç hususu düzenli ve istikrarlı olarak birlikte ve tam bir uyum içinde uyguladığınızı takdirde, form ve sağlığınız için arzu ettiğiniz hayatı ellerinizin içine almış ve yaşam kalitenizi yükseltmiş olacaksınız.

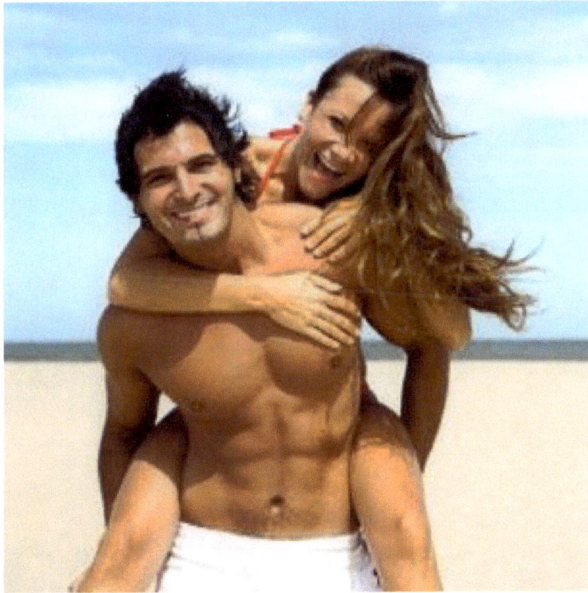

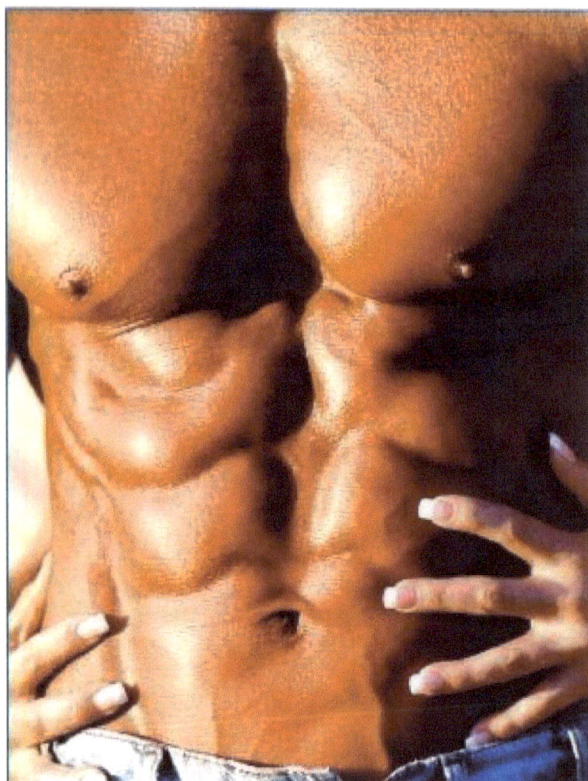

B. DENGELİ BESLENME

Yaşamımız boyunca bütün gıdalar metabolizmamız için önemli olan bütün maddeleri içermemektedirler. Bunun için bütün yiyecekleri guruplara ayırmak ve bu gurupların özelliklerine göre hareket etmek doğru bir hareket olacaktır.

Bunlar; Et,süt,ekmek ve tahıl, meyve ve sebze, şeker ve yağ guruplarıdır. Bu gurupların tümü insan organizması için çok önemlidir ve günlük beslenmede dengeli olarak alınması gereklidir. Öyle ki, bunlardan biri veya bir kaçının çok veya az alınması ve devamlılık göstermesi yaşam boyunca birçok sağlık, form ve estetik sorunlarına neden olmaktadır.

Birçok diyet programına göre bilinçsizce yapılan kilo verme çabaları sonucunda hem istenen hedefe ulaşılamamakta hem de sağlık sorunları yaşanmaktadır. Bu hatalı diyetlerle vücuda devamlı açlık hissi yaşatılmakta ve bu nedenle organizma kendi koruma sistemini çalıştırarak, eski kilosunun da üzerinde bir kiloya ulaşmaktadır. Bu sebepten metabolizmayı böyle zorlayan ve onun korunma sistemini harekete geçirten bilinçsiz ve bilimsel desteği olmayan ve vücudu aç bırakan diyetlerden uzak durmak şarttır. Çünkü bu şekilde vücuttan hiçbir şekilde yağ atılamayacağı gibi, kas dokusunun kaybedilerek birçok sağlık sorunları da davet edilmektedir.

Burada doğru olan yöntem şudur: Diyet programlarında vücudun normal fonksiyonlarını bozmayan, metabolizmayı koruyan, yağları azaltarak, kasların gelişimini ve kuvvetli kalmasını sağlayan yeni bir yaşam tarzı uygulamaktır.

Beslenmemizde ve beslenme plânımızda temel gıda maddelerinin hiç ihmal edilmemesi dikkat etmemiz gereken en önemli husustur. Burada önemli olan günlük yağ alımını kontrol altına alarak, sınırlamaktır. Günümüzde, gelişmiş ülkelerdeki insanların çok büyük bir çoğunluğu, günlük kalorilerinin %40-60'ını yağlardan alarak, şişmanlık illetine tutulmaktadırlar.

Bu durumu önemseyerek günlük kalori gereksiniminizin %20-30'u sınırında yağ alımınız olursa, hiçbir sağlık sorununuz olmadan, kilo verme programınızda başarılı olur, istediğiniz hedefleri yakalarsınız.

Örneğin günlük yiyeceklerimiz arasında önemli yeri olan ve kilo aldırıcı herhangi bir tesiri olmayan salatanın içine katılan çeşitli soslar, onu birdenbire tamamen kilo aldırıcı bir yiyecek durumuna getirerek, bütün masumiyetini ortadan kaldırmaktadır.

Bununla birlikte akşamları içilen bir kadeh içki ile beraber alınan çeşitli ve yağ içeren kuruyemişler, ortalama %75 yağ içerdiklerinden, kilo verme diyetlerinin ve plânlarının başarısızlık anahtarı olmaktadırlar.

Örneğin bir avuç fıstık ortalama 400 kalori aldırmaktadır. Burada yapılacak küçük bir tercih fazla alınan kalori sorunu tamamen ortadan kaldıracaktır. Fıstık yerine sadece 3 adet kestane alınsa, bunlardaki yağ oranı 1 gramdan az ve kalorilerinin de sadece 66 olması nedeniyle, daha akılcı ve bilimsel bir beslenme yapılmış olmaktadır.

Pastayı kim sevmez, fakat çikolatalı ve kremalı pasta yerine, meyveli tart ile bu zevkinizi tatmin ederek, aynı zamanda yağların kalorisinden kurtulmuş olursunuz.

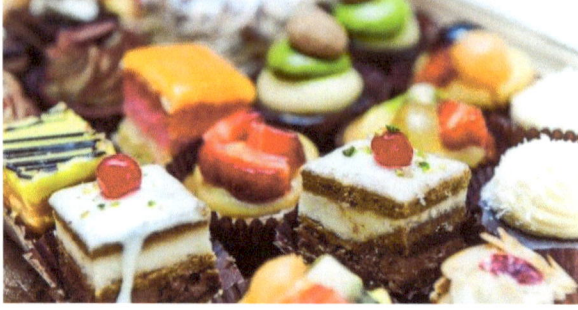

Şeker ise son derece dikkat edilmesi gereken bir gıdadır. Günlük beslenmemizde şeker ve şeker içeren maddeleri düşük oranda tutmak, kilo kontrol ve yağ atma programlarında dikkat edilmesi gereken en önemli noktadır. Ancak burada şu gerçeğin de bilinmesinde fayda vardır ; aynı miktarda alınan yağ, aynı miktarda alınan şekerin iki katından daha fazla kaloriye sebep olmaktadır.

Yine beslenme programımızda lifli gıdaların yer alması da çok önemlidir. Lifli gıdalar tüm sindirim sistemi çalışmasında düzenleyici ve kolaylaştırıcı rol oynamasının yanında birçok barsak hastalığının da önleyicisi olmaktadır. Ayrıca kan şekerinin ve kolesterolün düşürülmesinde de lifli gıdalar oldukça etkili olarak sağlıklı olma açısından olumlu tesir yapmaktadır. Bunun dışında kalori harcatmayı da hızlandırmaktadırlar. Çünkü lifli gıdalar, sindirim esnasında verdiklerinden daha çok enerji götürmektedirler.

Beslenme programlarında dikkat çeken konulardan birisi de ekmek konusunda yerleşmiş bazı yanlış hükümlerdir. Ekmek tahıl gurubunun önemli bir baş yiyeceği olup, yanlış bir değerlendirme ile sanıldığı gibi yenmesini kilo aldırma açısından olumsuz bir tesiri yoktur. Bazı diyet programlarında , ekmek yerine peynir kullanılmaktadır. Oysa aynı miktardaki peynir ekmeğe nazaran 5 misli daha fazla kilo aldırmaktadır.
Ancak ekmeğin alımının da ölçülü, dengeli olması, kepekli ve koyu renklinin tercih edilmesi uygundur.

Makarna, pirinç, tahıllar, taneli yiyecekler, sebze ve meyvelerle zenginleştirilmiş, fakat hayvani yağları azaltılmış yiyeceklerden oluşturulan bir menü, yeterli bir kalori alımıyla uygulanarak en az iki litre olmak üzere sıvı ile desteklendiğinde en doğru bir beslenme ve sağlık unsuru yakalanmış olmaktadır. İşte bu noktadan itibaren fazla yağların atılması, incelmek, ince ve formda kalmak ve sağlıklı, estetik görünümlü olarak yaşama devam etmek için sağlam adımlar atılmaya başlanmış demektir.

Beslenme alışkanlıklarında son olarak küçük bir hususa da hemen değinmek istiyorum; Günlük öğünlerin yeterince uygun ve küçük miktarlarda, günde 4-6 kez olmak üzere ve gün boyunca vücuda açlık hissi hissettirmeden uygulanması çok önemlidir.

YAĞ ATMA DİYETLERİ

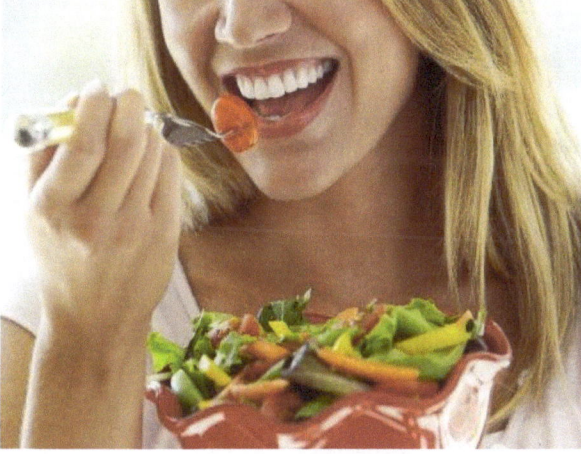

Vücudunda yağ oranı fazla olan ve kilosunu ayarlayabilmek için çareler arayan insanlar bazı diyetler uygulamaya veya yakın çevrelerinden duyduklarını tatbik etmeye yönelirler. Fakat bu diyetlerin bilinçsizce hazırlanmış olan bazıları çoğunlukla bir çeşit veya birkaç çeşit besine dayalı olması ve sağlık açısından pek uygun olmaması nedeniyle organizmaya zarar verebilecek niteliktedir.

Fazla kilolu olan bir çok kişi, nasıl besleneceklerine dair çevrelerinden bazı bilgiler aldıktan sonra, bu bilgilere göre diyet yapmaya başlamaktadırlar. Örneğin günde 1 elma ve 8 greyfurt veya limon gibi. Böyle bir uygulama, bilimselliği ve şahsın ihtiyacını dikkate almadan yapıldığı için yanlış ve tehlikelidir. Bu yolla vücut, daha önce de açıkladığım gibi, kendini açlık içinde hissederek, koruma sistemini harekete geçirecektir. Bütün diyetlerde vücuda açlık hissettirmemek, çeşitli ve az miktarlarda sıkça alınan gıdalarla yeme alışkanlıklarını değiştirmek suretiyle, sağlıklı bir yağ atma ve kilo verme programı uygulamak en doğru yöntemdir.

Diyet plânlaması yapılırken günlük kalorilerin hesaplanmasında bazı yardımcı tabloların yardımıyla da hareket edilebilir. Genellikle oturarak iş gören insanlar ve ev hanımları günde ortalama olarak 2.000-2.500 civarında kalori tüketirler. Orta derecede bedensel faaliyet gösterenler 2.500-3.000 kalori, ağır ve yüklemeli işlerde çalışanlar ise 4.000-4.500 kalori arasında enerji harcarlar. Yarışmacı seviyesinde ve yüklemeli spor yapan kişiler de bu guruba dahildir.

Fakat uygulanan diyet plânında bulunan protein alım miktarının yeterli ölçüde olması gerekir. Yeterli protein alınmadığı takdirde vücut kendi protein kaynaklarından ihtiyacını karşılar ve neticede vücutta kas kaybı meydana gelir. Bu istenmeyen, sağlıksız ve tehlikeli bir durumdur. Bu yanlış devam ederse vücut halsiz, güçsüz ve orantısız bir duruma gelir. Böyle bir diyet programında en azından yarısı biyolojik değeri yüksek proteinlerden, örneğin et, süt, yumurta gibi gıda maddelerinden sağlanacak günde 50 gram kadar protein yeterli olabilecektir.

Proteinler yakılma işleme sırasında yüksek enerji harcattırdığı için, yüksek protein içeren kilo verme diyetleri öncelikle tercih edilmelidir.

Günlük karbonhidrat alım miktarı ise 100 gram civarında sınırlandırılmalıdır. Karbonhidratların ise kompleks karbonhidratlardan olması gereklidir. Şeker tamamen bırakılmalıdır. Bazı diyetlerde karbonhidratların tamamen kesildiği de görülmektedir. Ancak bu doğru değildir. Çünkü, karbonhidratsız diyetler, pankreasın insülin hormonu salgısını azaltırlar. Bu sebeple hücrelerde enerji sağlayan glikoz yakıtının yanması için gerekli enzimlerin miktarı düşer. Bu da vücut proteinlerinin, glikoz yapımında kullanılmasına neden olarak, vücuda gerekli önemli temel proteinleri azaltmak suretiyle kas dokusunun kaybına neden olmaktadır.

Ayrıca kompleks karbonhidratlar lif içerdikleri için, lifli besinlerin beslenmede oynadıkları önemli rol açısından vazgeçilmez olduklarını bir kez daha ifade etmek faydalı olacaktır.

Diyet plânlarında yağ en tehlikeli maddeler arasındadır. Fakat günlük beslenmede ortalama 40 gram kadar alınabilmektedir. Fakat burada dikkat edilmesi gereken bir nokta vardır ; Günlük besinlerimizde zaten yağ bulunduğundan, ayrıca ilâve olarak ancak 20 gram kadar alınmalıdır. Ancak bunun da ayçiçeği yağı vs.gibi sıvı yağlardan olması lâzımdır.

Öğünlerde mutlaka lifli besinlerin bulundurularak, diyet meyve suları yerine taze meyve tercih edilmeli ve haşlanmış sebzelerle takviye edilmelidir.

Alkole ise kilo verme diyetlerinde boş kalorili olduğundan dolayı yer verilmemelidir. Boş kalorinin, kilo vermekten başka bir fonksiyonu yoktur, bunlar vitamin ve mineral içermezler. Şeker de böyledir.

Medyada her gün bir çok sloganlarla kilo verme diyetleri anonsları yapılmaktadır. Bu diyetler fayda yerine zarar verirler. Çünkü vücuttan yağ atma ve kilo verme plânlarında bir seri kurallar dizisi rol oynamaktadır.

Yanî, beslenme alışkanlıklarının değiştirilmesi, yaşam tarzı ve düzenli egzersizler ön plânda tutulması gereken temel unsurlardır. Bildiğiniz gibi çok kısa sürede, aşırı karbonhidrat kısıtlaması ile ve tek tip beslenme plânı ile yapılan diyetlerle verilen sağlıksız kilolar, tekrar eskisinden daha fazla olarak geriye alınmaktadır.

Yemeğe aşırı düşkün olanlar için ise, başlangıçta öğünlerden yarım saat önce 1-2 çorba kaşığı yulaf alarak üzerine 1-2 bardak su içilmesi önerilmektedir. Kilo yapmayan, hazmı kolaylaştıran ve midede şişerek tokluk hissi veren yulaf, diyetlerde oldukça yararlı olmaktadır.

Yapay tatlandırıcılar da diyetlerde önemli yer tutmaktadırlar. Bunları az miktarda günde 1 veya 2 kez çayda veya kahvede kullanmak yeterlidir. Fakat daha uygunu çay veya kahve gibi içecekleri sade içmeye alışmaktır.

Tuz kısıtlaması klinik bir durum varsa uygulanmalıdır. Fakat yine de günlük tuz alımını sınırlamak faydalı ve önemlidir. Özellikle bayanlarda kilo verme diyetleri esnasında vücutlarında su tutulması meydana gelmektedir. Böyle durumlarda suyun atılması "Diüretik" denilen su atmayı sağlayan kimyasal maddelerle değil, tuz alımının kısıtlanarak atılması daha sağlıklıdır. Çünkü diüretikler, vücutta potasyum eksikliğine ve uzun süre kullanılırlarsa, böbrek fonksiyonlarının bozulmasına neden olurlar. Tuz kullanımında farklı bir uygulama daha bilinmektedir. A.B.D.'de amonyum klorür kullanma alışkanlığı vardır ve kilo verme diyetlerinde amonyum klorürlü haplar kullanılmaktadır.

Ülkemizde de zayıflama amacıyla bazı doktor ve diyetisyenler, verdikleri diyet programlarına diüretikler yazmaktadırlar. Bunların zararlı etkilerinin açıkça belirtilmesi ise çok önemlidir.

Diyet yapıldığı zaman yeterli vitamin ve mineral kullanılmıyorsa, diyet programı içine multi vitamin ve mineral tabletleri dahil edilmelidir. Bunların şişmanlığa neden olduğu konusunda ki inanışlar ise doğru değildir.

Bu kısa ve öz bilgilerden sonra vücut yağınızı azaltarak kilo verebilmeniz için günlük 1.100 kalorilik ve günlük yaşam koşulları içinde kolayca uygulayabileceğiniz genel bir diyet plânı veriyorum. Ancak bu diyetin de doktorunuzun kontrolünde ve düzenli olarak yapılması şarttır.

Bütün diyet plânlarında genellikle başlarda hızlı bir kilo verme sürecine girilmektedir. Fakat daha sonra diyete düzenli olarak devam edildiği halde kilo verme hızı azalmaktadır. Bunun sebebi ise tamamen metaboliktir. Bu durumda vücut açlığa karşı koruma mekanizmasını harekete geçirerek kendini korumaya çalışmakta ve vücuttaki hormon faaliyetini değişime uğratmaktadır.

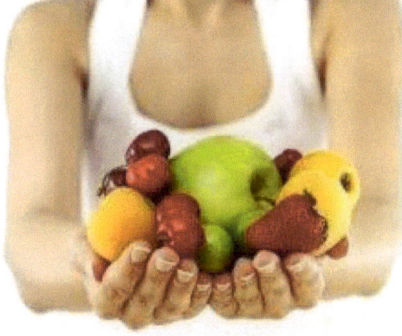

YAĞ ATMA VE KİLO VERME DİYETİ – 1.100 KALORİLİK

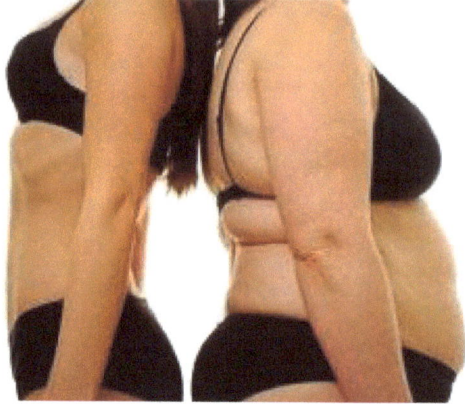

Sabah Kahvaltısı	Şekersiz çay veya sütlü çay 1 Dilim Esmer Ekmek – 40 Gram kadar 10 Gram tereyağı veya bunun yerine 1 yumurta, 40 gram beyaz peynir.
Ara Öğün Sabah 10.30	Bir bardak ayran – 150 ml.
Öğle	İçine 60 gram kadar tavuk eti veya 1 lop yumurta konarak yapılmış bir Sandviç, 1 salatalık, 1 domates, meyva (1 elma veya 1 portakal veya Kiraz, 2–3 erik)
Ara Öğün	Sütlü çay veya 150 ml.ayran
Akşam	Bir tabak yağsız et suyu (Hazır paketler de kullanılabilir), 100 gram Tavuk, balık (Haşlanmış) veya yağsız et, bir tabak haşlanmış sebze (Ispanak, pırasa, lahana, semizotu, kabak, yeşil fasulye ve birkaç yaprak marul veya havuç rendesi veya 1 domates, 1 dilim esmer ekmek-40 gr.)

Günlük yaşamınızda her zaman bu şekilde düzenlenmiş diyetleri uygulamak zor olduğundan, daha pratik ve daha yavaş sonuç verebilecek başka diyetler de uygulanabilir. Ancak bunlar yenmesi sakıncalı olan ve olmayan besin maddeleri olarak bir liste halinde uygulanan diyet programlarıdır.

Bu programlara göre günlük beslenme yapıldığında arzu edilen kiloya ulaşana kadar bu diyete devam edilmelidir.

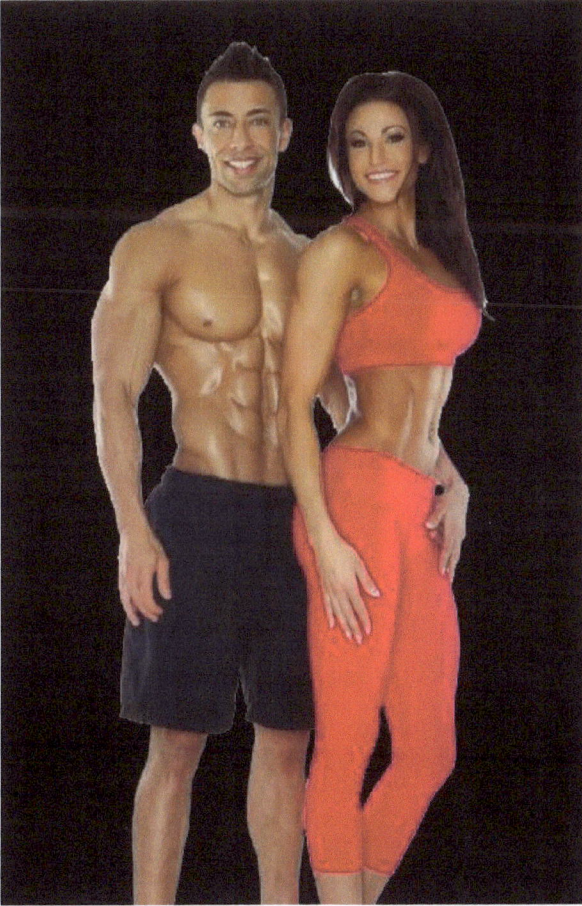

YENMESİ YASAK OLAN BESİN MADDELERİ

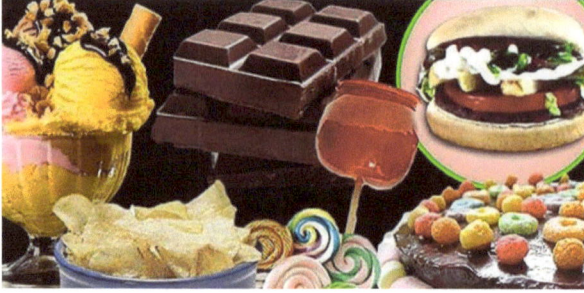

Şeker ve şeker içeren gıdalar, bal, şurup, şeker konarak yapılmış meyve suları, glikoz veya şeker konarak hazırlanmış gazozlar, kolalı içecekler veya diğer meşrubatlar. Kuru meyveler (kuru kayısı, kuru üzüm, kuru incir, leblebi, fındık, fıstık vs., her türlü sos, mayonez, krema, tarator, dondurma, jöle, bisküvi vs.)

YENMESİ KISITLANACAK OLAN BESİN MADDELERİ

Sevilen yiyecek ve yemekler 1 porsiyondan fazla alınmamalı ve alkollü içkiler kısıtlanmalıdır. Etlerin yağsız olanı tercih edilmeli, yemeklerin ise az yağlı ve sebzelerin haşlanmış olmasına dikkat edilmelidir.

Bu bilgilerin ışığında vücut yağınızı azaltmak ve sağlıklı kilo vererek, incelmek, ince ve formda kalmak için ölümüne diyet yapmanın ve hayatınızı zehir etmenin ne kadar anlamsız ve yanlış olduğunu egzersizlere başladığınız zaman anlayacaksınız. Bu sebeple klasikleşmiş ve her kesimde standartlaşmış diyet programlarını körü körüne uygulamayı değil, yaşam tarzınızı ve beslenme alışkanlıklarınızı değiştirmeyi hedeflemelisiniz.

BÜTÜN GIDALARIN ORTALAMA KALORİ LİSTESİ

Dengeli beslenme ve beslenme alışkanlıkları konusunda ki kısa ve temel bilgilerden sonra, günlük yaşam içinde bunları gerçekleştirebilmek için gıda maddelerinin verdiği kalori miktarlarını da bir liste halinde vermek sisteminizi kurmanızda faydalı olacaktır.

Bu liste günlük yaşamda uygulanabilir ve pratik alım miktarları itibariyle elinizin altında bulunursa, oto kontrol yöntemiyle, çalışmalarınızı ve kalori alım miktarlarınızı denetim altında tutabilecek ve yağ atma ve mide düzleştirme programının başarıya ulaşabilmesi için kontrol sisteminizi kurmuş olacaksınız.

KALORİ TABLOSU

CİNSİ	MİKTAR	KALORİ
TAHILLAR		
1 Dilim Beyaz Ekmek	28 Gram	70-100
1 Dilim Kepekli Ekmek	28 Gram	55-60
Kurutulmuş Ekmek	10-15 Gram	25-35
Bisküvi	100 Gram	450-480
Müsli	100 Gram Servis Miktarı 30 Gram	300-350
Cornfleks	100 Gram Servis Miktarı 30 Gram	250-300
Patates Cipsi	100 Gram	510-570
Mısır çerezi	100 Gram	550-570
Mercimek	100 Gram Kuru Halde	314
Arpa	100 Gram Kuru Halde	367
Arpa	100 Gram Haşlanmış	125
Bulgur	100 Gram Kuru Halde	371
Kuskus	100 Gram Kuru Halde	367
Mısır	100 Gram Kuru Halde	342
Buğday	100 Gram Kuru Halde	364
Kabak Çekirdeği	100 Gram	571
Susam	100 Gram	589
Ayçiçeği	100 Gram	578
Makarna	100 Gram Kuru	339
Makarna	100 Gram Haşlanmış	85
Pirinç	100 Gram Kuru Halde	357
Pirinç	100 Gram Haşlanmış	125

SÜT VE SÜT ÜRÜNLERİ		
CİNSİ	**MİKTAR**	**KALORİ**
Yoğurt (Yağlı)	100 Gram	90-100
Süt (Yağlı)	100 Gram	66-70
Yağlı Meyveli Yoğurt	100 Gram	120-150
Yağlı Beyaz Peynir	100 Gram	260-290
Yağlı Kaşar Peyniri	100 Gram	400-425
Yağlı Rokfor Peyniri	100 Gram	390-400
Parmesan Peyniri	100 Gram	420-460
Yumurta	Orta Boy	80
Yumurta	Beyazı	15
Yumurta	Sarısı	65
Bıldırcın Yumurtası	1 Adet	14

YAĞLAR		
CİNSİ	MİKTARI	KALORİ
Tereyağ	100 Gram	740
Tereyağ	1 Yemek Kaşığı 28gr	206
Margarin	1 Yemek Kaşığı 28gr	204
Sıvı Yağlar	1 Yemek Kaşığı 15ml	130
Sıvı Yağlar	100 Gram	900

ETLER

CİNSİ	MİKTAR	KALORİ
Biftek Izgara	100 Gram	278
Tavuk Izgara	100 Gram	132
Tavuk Göğüs Haşlanmış	100 Gram	150
Kuzu (Yağlı) Izgara	100 Gram	282
Kuzu Ciğeri (Çiğ)	100 Gram	178
Kuzu Ciğeri (Yağda Pişmiş)	100 Gram	232
Güvercin Rosto	100 Gram	232
Hindi Rosto	100 Gram	171
Ördek	100 Gram	169
Salam	100 Gram	446
Sosis	100 Gram	287-300

DENİZ ÜRÜNLERİ		
CİNSİ	MİKTAR	KALORİ
Siyah Havyar	100 Gram	257
Siyah Havyar	1 Yemek Kaşığı	72
Yengeç	100 Gram	125
İstakoz	100 Gram	117
Midye Eti	1 Adet	9
Ahtapot	100 Gram	103
İstridye	1 Adet Orta Boy	6
Karides	Orta Boy	144
Somon Füme	100 Gram	171
Kılıç Balığı	100 Gram	121
Tuna Balığı	100 Gram	135
Sardunya	100 Gram	196

İÇECEKLER		
CİNSİ	MİKTAR	KALORİ
Su		0
Türk Kahvesi veya Siyah Kahve		0
Çay	1 Bardak 150 ml	0
Elma Suyu	1 Bardak 150 ml	50
Greyfurt Suyu	1 Bardak 150 ml	50
Portakal Suyu	1 Bardak 150 ml	45
Ananas Suyu	1 Bardak 150 ml	70
Domates Suyu	1 Bardak 150 ml	30
Coca Cola	1 Bardak 330 ml	130
Cappucino	1 Fincan	50

ÇEREZLER		
CİNSİ	MİKTARI	KALORİ
Zeytin	1 Adet	3
Badem	100 Gram	600
Kestane	100 Gram	167
Hindistan Cevizi	100 Gram	603
Fındık	100 Gram	650
Fıstık	100 Gram	560
Çam Fıstığı	100 Gram	600
Ceviz	100 Gram	549
Popcorn	100 Gram	478
Kokonat	100 Gram	365

MEYVELER		
CİNSİ	**MİKTARI**	**KALORİ**
Elma	1 Adet Orta Boy	60
Kayısı	1 Adet	8
Muz	1 Adet Orta Boy	100
Avakado	1 Adet Orta Boy	190
Kiraz	100 Gram	40
Hurma (Taze)	1 Adet	15
İncir (Taze)	1 Adet	15
İncir (Taze)	100 Gram	41
İncir (Kuru)	100 Gram	59
Greyfurt	1 Adet Orta Boy	60
Portakal	1 Adet Orta Boy	50
kivi	1 Adet Orta Boy	34
Limon	1 Adet Orta Boy	15
Mandalina	1 Adet Orta Boy	50
Mango	1 Adet Orta Boy	73
Karpuz	1 Dilim 300 gr	55
Kavun	1 Dilim 300 gr	40
Nektarin	100 Gram	46
Şeftali	1 Adet	60
Armut	1 Adet	70
Ananas	100 Gram	53
Erik	1 Adet	18
Üzüm	100 Gram	57
Çilek	100 Gram	26

SEBZELER		
CİNSİ	**MİKTAR**	**KALORİ**
Dometes	1 Adet	14
Enginar	1 Adet Orta Boy	10
Patlıcan	1 Adet Orta Boy	28
Kuru Fasulye	100 Gram	275
Taze Fasulye	100 Gram	90
Brokoli	100 Gram	35
Brüksel Lahanası	100 Gram	35
Kabak	100 Gram	25
Havuç	100 Gram	35
Karnabahar	100 Gram	32
Kereviz	100 Gram	18
Salatalık	100 Gram	11
Marul	1 Adet	15
Mantar Taze	100 Gram	14
Maydanoz	1 Demet	28
Soğan (Kuru)	1 Adet	5
Soğan (Taze)	1 Adet	5
Bezelye	100 Gram	89
Yeşil Biber (Taze)	1 Adet Orta Boy 150 gr	15
Patates (Fırında)	1 Adet 120 gr	115
Patates Haşlama	100 Gram	100
Ispanak	100 Gram	26
Lahana	100 Gram	20
Şeker (Kırmızı)	100 Gram	400
Şeker	1 Tatlı Kaşığı	80

BAHARATLAR		
CİNSİ	MİKTAR	KALORİ
Karabiber-Kekik- Kırmızı Biber-Kimyon	1 Çay Kaşığı	7
Kury Tozu	1 Yemek Kaşığı	65
Hardal	1 Yemek Kaşığı	43
Bal	1 Yemek Kaşığı	65
Fıstık Ezmesi	100 Gram	605
Mayonez	100 Gram	295
Hardal	100 Gram	110-170

TATLILAR FAST FOOD		
CİNSİ	MİKTAR	KALORİ
Pudding	100 Gram	285-330
Cheese Cake	100 Gram	340-400
Dondurma	100 Gram	160-230
Sıcak Çikolata	1 Bardak	105
Hamburger Peynirli	1 Adet	420-700
Pizza Orta	1 Porsiyon	700-1.500
Sphagetti Bolonez	1 Porsiyon	395
Pogliatalle	1 Porsiyon	685

ALKOLLÜ İÇECEKLER		
CİNSİ	MİKTARI	KALORİ
Şarap Sek	100 ml	70
Şarap Tatlı	100 ml	90
Bira	100 ml	40
Rom	100 ml	200
Şampanya	100 ml	70
Brandy	100 ml	240
Viski	100 ml	200
Votka	100 ml	180
Rakı	100 ml	43

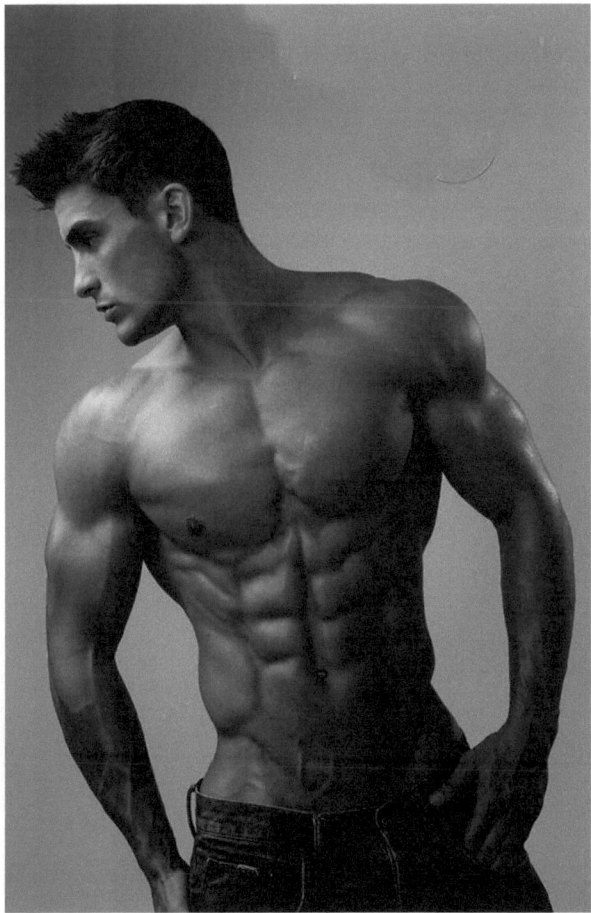

BÖLÜM 3
MİDE VE BEL KASLARINI MÜKEMMEL HALE GETİRMEK

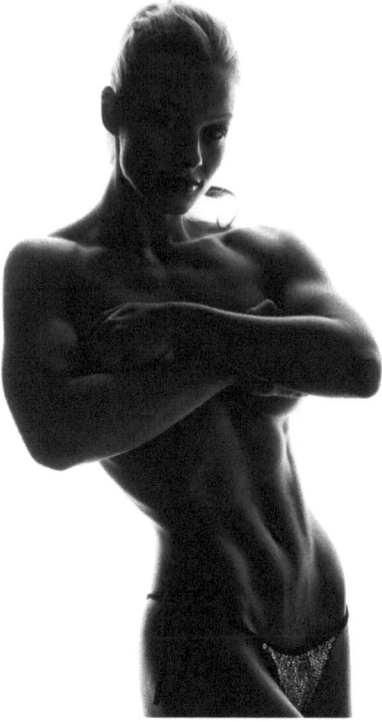

EGZERSİZLER HAKKINDA BİLGİLER

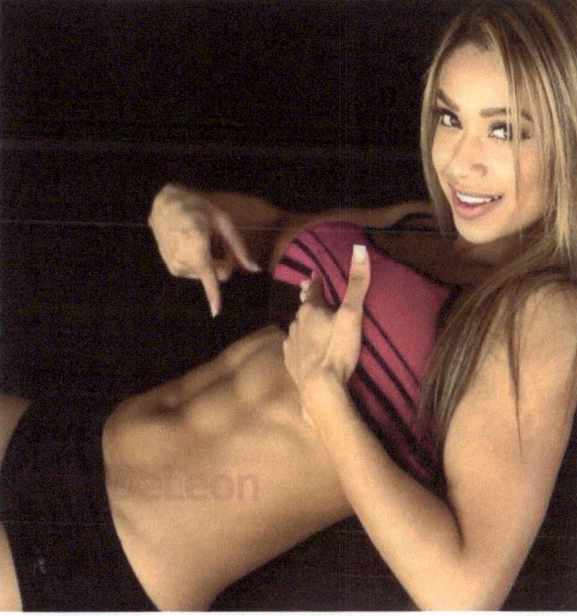

"Vücudunuzun Vitrini" mide ve bel bölgesi için özel egzersizler ve programları ile şimdiye kadar hep sorun olmuş olan "GÖBEK" kısmı sorununuzu kesinlikle halledecektir. Ancak, tüm egzersizler aerobik çalışmalarla da takviye edilerek düzenli ve diyet kurallarını ihmal etmeden uygulanmalıdır. Ancak böyle yapıldığı takdirde arzu ettiğiniz form ve kilo durumuna ve tıkır tıkır hale gelmiş şaşırtıcı mide ve bel kaslarına sahip olabilirsiniz.

Aerobik egzersizler, vücuda oksijen kazandıran ve bu oksijenin vücut tarafından kullanım oranını arttıran aktivitelerdir. En az 12 dakika veya daha uzun bir süre, maksimum kalp atım sayısının %60-%80'i sınırlarına kadar, büyük kas guruplarının, oksijen yönünden zengin bir ortamda çalıştırılması ile yapılır. Bu çalışmalarda 12 dakikalık zaman çok önemlidir. Çünkü bu süre sonunda vücudumuz yağ yakmak için gerekli enzimleri üretmeye başlar.

Günlük yaşam içinde olan ve aerobik çalışma olarak basit, masrafsız ve her an uygulanabilir bir aktivite olan yürüyüşü seçmeniz ve asla ihmal etmemeniz gereklidir.

Yürüyüş, kalbinizin güçlenmesini ve kondisyonunuzun artmasını sağladığı kadar, yağ atma programınız için vazgeçilmezdir. Merdiven çıkma, dans etme, step yapma ve eğer imkânlarınız dahilinde ise yüzme, bisiklete binme, paten kayma, jogging, tırmanma, kayak vs.gibi aktiviteleri de programınızı desteklemek ve tamamlamak için haftada birkaç kez uygulayabilirsiniz. Ancak burada önemli olan bu aktiviteleri aklınıza geldikçe değil, beslenme, mide ve bel çalışma programlarınızla birlikte uygulayarak, bir yaşam tarzı haline dönüştürmek ve devam ettirebilmektir.

Aerobik egzersizlerde esas unsur; düzenli ve belirli sürelerde yapılıp, çalışmaların büyük kas gurupları üzerinde yoğunlaştırılarak, kalp atım sayısının sağlıklı düzeyde tutulmasıdır. Burada esas amaç, hedeflenen kalp atım seviyesine ulaşmak ve yapılan egzersiz boyunca bu tempoyu korumaktır. Böyle bir çalışma kalp kaslarınızı kuvvetlendirerek, kalori yakmanızı hızlandırır.

Bu atım sayısı ise basit formülle hesaplanmaktadır. Bunu çalışmalarınızda uygulamanız faydalı olacaktır: 220 – yaş formülünden elde edilen rakamın %70–85'i arasında kalan rakam sizin "Training Effect Zone" "Hedeflenen Faydalı Egzersiz Kalp Atım Sayısını" (Beden Eğitimi Aralığı) verecektir. Doğal olarak kalp atım sayınızın hangi oranlarda olacağı, doktorunuzun veya egzersiz uzmanınızın vereceği bilgiler doğrultusunda olmalıdır.

Aerobik egzersizlerin kalp ve dolaşım sistemi açısından şu faydaları vardır:

• Vücuda giren oksijen miktarını arttırırlar,

• Kalbin daha fazla oksijen kullanımını sağlarlar,

• Kalbin ve akciğerlerin kondisyon seviyesini yükseltirler.

Burada önemli olan şu husustur: Belirlenen oranlarla elde edilen kalp atım sayısının dışına çıkılmaması ve sizi nefes nefese bırakacak, kalp atışını zorlayacak bir çalışma temposuna girmemenizdir. Eğer zorlandığınızı anlamak isterseniz bunu basitçe "Konuşma Testi" yaparak anlayabilirsiniz ; Konuşurken nefes nefese kalıyor ve tıkandığınızı hissediyorsanız, yavaşlamaya ihtiyacınız var demektir. Eğer her kelimede durup nefes almak ihtiyacını duyuyorsanız, temponuzu düşürmeniz gerekecektir. Bu durumda egzersizlere devam edemeyecek kadar yorulursanız, tekrar başlayabilecek duruma gelinceye kadar tempoyu düşürebilirsiniz.

Aktivitelerde dikkat etmeniz gereken nokta şudur: Bir aerobik çalışmayı aniden durdurmak iyi değildir. Bunun sebebi ise; vücudunuzun o anda kaslarınıza extra kan pompalamaya devam etmekte olmasındandır. Bu nedenle bütün sportif aktivitelerin sonucunda, kalp atım sayısını normale döndürmek için yapılması gereken soğuma egzersizleri, baş dönmesi, bulantı vs.gibi sorunları yaşamamanız için önemlidir.

Aerobik egzersizlerin sıklığına gelince; haftada en az 3 kez çalışıldığı takdirde vücut yağını atma programımız için verimli olabilmektedir. Eğer bu çalışma sıklığını arttırmayı düşünürseniz, haftada en fazla 4 veya 5 kere, en az 25-35 dakika arasında ve faydalı egzersiz kalp atım sayısına çıkmak suretiyle olmalıdır.

Bu şekilde çalışmalar esnasında hafif derecede yüklemeler de yaparak aerobik kapasitenizi geliştirebilirsiniz. Bu amaçla dakikada ki kalp atım sınırınızı 5-10 atım geçmeniz, bu kapasitenin artmasına yardımcı olur. Ancak, bu sırada kalp atım sayınızın 100'ün altına düşmemesi ve istirahat nabzına dönülmemesine dikkat etmelisiniz.

Aerobik egzersizlerin diğer faydaları;

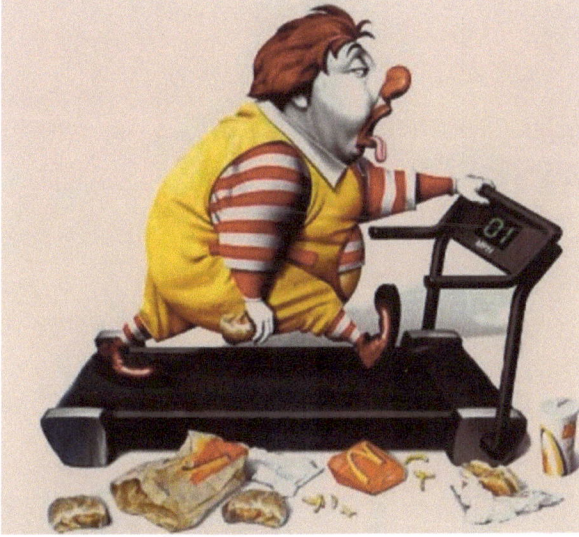

- Mide ve bel çalışma programı ve uygun bir diyetle birleştirilerek, vücut yağ oranınızı kontrol altına almak suretiyle form ve estetik kazandırır,
- Extra enerji temin ederek, yorgunluğa karşı dayanıklılığınızı arttırır,
- Formda bir görünüş, sıkılaşmış ve canlı bir kas yapısı görüntüsü ve tansiyonunuzun normal seviyelerde kalmasını, uyku düzeninizi sağlar.
- Zihinsel faaliyetinizi olumlu yönde etkileyerek, depresyonu ve psikolojik sorunlarınızı giderir.

Egzersiz programları, aerobik hareketler ve kilo vermek için yağ atma programları yaşamınız boyunca en önemli vazgeçilmez sağlık ve form unsurudurlar. Yaşam tarzını bu amaçla yönlendirmek, vücut yağını azaltarak kilo vermek, kiloyu kontrol altında tutmak ve tüm yaşamı sağlıklı ve formda geçirmek için bu egzersiz programlarının hiç ihmal edilmemesi gerekir.

İnsanların tüm yaşamları boyunca moral ve psikolojik dengeleri, metabolik faaliyetleri ve vücut fonksiyonları, kondisyon seviyeleri, kalp ve damar sistemleri, hormon faaliyetleri, fizik güçleri, estetik ve form durumları gibi birçok unsurlarının büyük ölçüde olumlu yönde etkilenmesi, yeni bir yaşam tarzı oluşturarak, dengeli beslenme, düzenli egzersiz ve sporla gerçekleşmektedir.

Unutmayınız ki GÖBEK ERİTMEK VE DÜZ BİR KARNA sahip olmak için uygulayacağınız bu kurallarla kendinizle hep barışık kalacak, sağlıklı, uzun ve mutlu yaşamın anahtarına sahip olacaksınız.

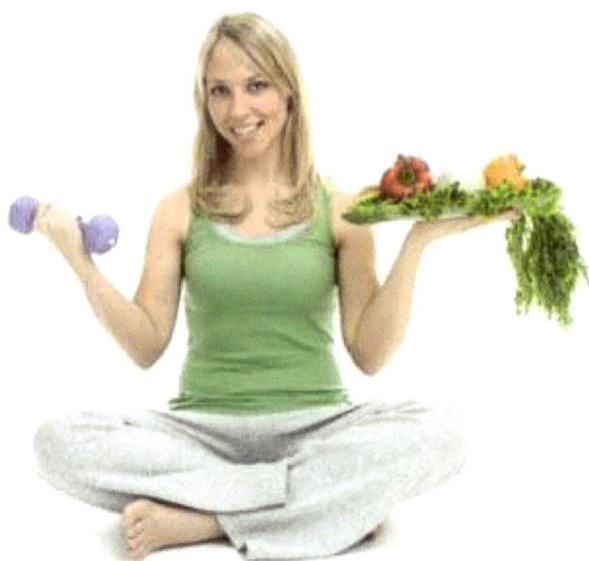

EGZERSİZLER VE FİZİKSEL AKTİVİTELERİN HARCATTIĞI KALORİ MİKTARLARI

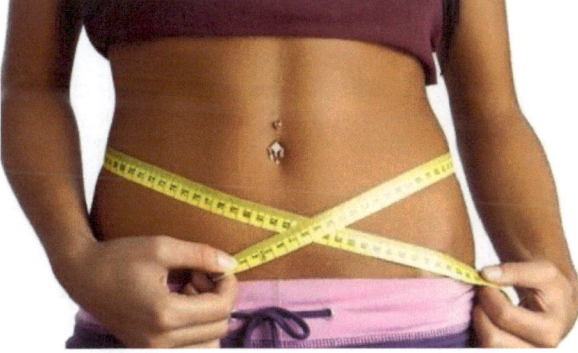

Yağ atma ve incelme aktivitelerinin uygulanması esnasında yakılan kalori miktarlarının yaklaşık olarak bilinmesi hem günlük beslenme alışkanlıklarınızı değiştirmenizde hem de egzersizlerin yoğunluk ve sıklık derecelerini belirlemenizde faydalıdır.

Yaktığınız kalori miktarı, kilonuza, yaşınıza ve egzersizlerin şiddetine göre değişmektedir. Yaptığınız her aktivite farklı zorluk düzeylerinde uygulanabilir. Daha yüksek tempo ile çalışırsanız, sizin kadar yoğun çalışmayan birisine nazaran daha fazla enerji harcayacağınız için, daha çok kalori yakmış olursunuz.

Aşağıda verdiğim kısa örnek tablolarda 4 ayrı aktivite / kalori tablosunda genel bilgilerle birlikte, yaktığınız kalori miktarları yaklaşık değerler içermektedir. Ancak sizin yaktığınız kalori miktarları temponuza ve kilonuza göre verdiğim değerlerden aşağı veya yukarı küçük farklılıklar gösterebilir.

1.Tablo step egzersizlerini içermektedir. Sütunlar farklı step platformu yüksekliklerine göre, 55 kiloluk vücut ağırlığı ve dakikada 120 nabız sayısı üzerindendir. Eğer 55 kilonun üzerindeyseniz ve hızlı tempolu bir step gurubuna katılıyorsanız, yaktığınız kalori tabloda verdiklerimden daha çok olacaktır.

Bunun tam tersi, 55 kilonun altındaysanız ve yavaş tempoda step yapıyorsanız, bu durumda daha az kalori yakmış olacaksınız. Ayrıca çalışma anında gövdeyi ve kollarınızı aşağı yukarı hareket ettirme hareketlerini de ek olarak yaparsanız ve temponuz da hızlı ise, tablodaki değerlerden çok daha yukarıda kalori yakmış olacaksınız.

TABLO 1			
STEP YÜKSEKLİĞİ	KALORİ/DAKİKA	KALORİ/30 DAKİKA	KALORİ/10 DAKİKA
10 cm	4,5	135	45
15 cm	5,5	165	55
20 cm	6,4	192	64
25 cm	7,2	216	72

2.Tablo, 10 dakikalık çeşitli aktiviteler ve vücut ağırlıklarına göre harcadığınız kalori miktarlarını göstermektedir. En az harcatan aktiveteden en fazla harcatan aktiviteye göre:

TABLO 2				
AKTİVİTE/10 DAK/KALORİ	**56 KİLO**	**67,5 KİLO**	**78,5 KİLO**	**90 KİLO**
Oturma-Okuma-TV Seyretme	10	12	14	16
Ayakta Durma	20	24	28	32
Voleybol	28	34	40	45
Alışveriş	35	42	49	56
Bahçe İşleri	41	49	57	65
Yürüme (15 Dak.1.600 mt)	44	52	61	70
Squash Raketbol	75	90	105	120
Aerobik (Yüksek Tempo)	95	115	134	153
Koşu (9 Dak/1.600m)	109	131	153	174
Merdiven Çıkma	150	175	202	229

3.Tablo, 55 Kg.lık bir kadın ve 70 Kg.lık bir erkeğin çeşitli egzersizlerde 10 dakikalık süre ile harcadığı yaklaşık kalori değerlerini vermektedir:

TABLO 3

AKTİVİTE / KALORİ / 10 DAK.	55 KİLO KADIN	70 KİLO ERKEK
Basketbol	77	106
Bisiklet 9 Kmh	36	49
Bisiklet 15 Kmh	56	74
Bisiklet Yarış	95	130
Dans Yavaş	80	105
Dans Hızlı	94	124
Futbol	74	102
Squash Raketbol	76	107
Halata Tırmanma Yavaş	82	116
Halata Tırmanma Hızlı	100	142
Koşma 8 Dakika 1.600 m	76	100
Koşma 11,5 Dakika 1.600 m	113	150
Kayak-Kros	80	106
Step Makinası	88	122
Step 10 cm	48	66
Step 15 cm	58	80
Step 20 cm	67	92
Step 25 cm	75	104
Yüzme-Sırtüstü	95	130
Yüzme-Kelebek	91	125
Yüzme-Yavaş-Serbest	87	120
Yüzme-Hızlı-Serbest	95	130
Yüzme-Kurbağalama	68	90
Tenis-Tekli	61	81
Voleybol	28	39
Bodybuilding	104	137
Ağırlık Çalışma-Güç Arttırma	44	60
Ağırlık Çalışma-Dayanıklılık İçin	58	80
Yürüyüş 5,5 Kmh	45	59

4.Tabloda, çeşitli aktivitelerde 1 dakikalık efor sonrasında harcanan kalori miktarı gösterilmiştir. Yarım saatte harcayacağınız kalori miktarı için bu değerleri basitçe 30 dakika ile çarpmanız yeterli olacaktır. Genelde yağ atma çalışmalarınızda bir aktivite sonrasında en az 300 kalori yakmayı hedefleyin.

TABLO 4				
AKTİVİTE/KALORİ/DAKİKA	54 KG	63 KG	72 KG	81 KG
Aerobik	7,4	8,6	9,8	11,1
Basketbol	7,5	8,8	10	11,3
Bowling	1,2	1,4	1,6	1,9
Bisiklet-10 Km/h	5,5	6,4	7,3	8,2
Golf	4,6	5,4	6,2	7
Dağcılık	4,5	5,2	6	6,7
Jogging	9,3	10,8	12,4	13,9
Koşu	11,4	13,2	15,1	17
Oturma	1,2	1,3	1,5	1,7
Kayma-Buz Paten	5,9	6,9	7,9	8,8
Kayak-Kros	7,5	8,8	10	11,3
Kayak-Normal ve Su Kayağı	5,7	6,6	7,6	8,5
Yüzme Serbest	7,8	9	10,3	11,6
Tenis	6	6,9	7,9	8,9
Yürüyüş	6,5	7,6	8,7	9,7
Body building, Fitness	6,6	7,6	8,7	9,8

Size çalışmalarınızda faydalı olacağını umduğum bu kalori değerleri, bilimsel araştırmalarla tespit edilmiş rakamlardan oluşmaktadır.

Ancak dikkat etmeniz gereken önemli bir noktayı açıklamadan geçemeyeceğim: İster kendi evinizde olsun ister her hangi bir spor merkezinde olsun, kullandığınız bütün, yürüme, bisiklet veya step cihazlarında çalışmaya başlarken cihazın gösterge tablosunda kilonuz sorulmadan yaktığınız kalori belirtilmektedir. Bu rakam genelde ortalama 70 kiloya sahip insan içindir. Bir çok kişi için bu değer gerçekte daha farklıdır. Bu nedenle eğer kullandığınız makineye kilonuzu giremiyorsanız, ekranda gösterilen kalori miktarı pek güvenilir olmayacaktır.

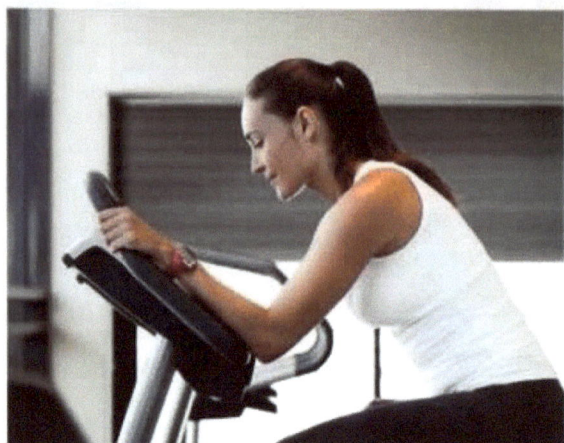

MİDE VE BEL KASLARI HAKKINDA EN ÇOK SORULANLAR

Bu ana kadar 3 bölüm içinde sizlere verdiğim kısa, temel ve pratik bilgileri Form kazanma Programına geçmeden evvel en çok merak edilen bazı küçük, güncel fakat temel konularla, bu konuda en çok sorulan sorular ve yanıtları ile bilgilerinizi biraz daha yoğunlaştırmakta fayda vardır;

MİDE VE BEL FORMU İÇİN MERAK EDİLENLER

- **Ayrıntılı Mide Kaslarına Sahip Olmak:**
Mide kasları ile ilgili anatomi bölümünde verdiğim bilgilerde belirttiğim kas gurupları üzerinde ki yağ miktarının iyice azaltılmasına bağlıdır. Zaten Yağ Atma ve Mide Düzleştirme Programını vermiş olduğum kurallara göre uyguladığınızda bunu kazanmış olacaksınız. Burada önemli olan nokta; senelerce hiçbir şey yapmadan ve sağlığınızı tehlikeye atarak biriktirdiğiniz yağ depolarınızı kullanarak egzersiz yapmayı bir yaşam tarzı haline getirebilmenizdir.

- **Omurgayı Güçlendirmek:**
Bütün çalışmalarınızda sadece mide kaslarınızı çalıştırıp, omurgayı ihmal etmeniz, sizi riske sokarak, bel ve duruş bozuklukları sorunları yaşamanıza neden olur. Bu nedenle anatomi bölümünde açıkladığım arka ve yan bel kaslarını da çalıştırmayı ihmal etmemelisiniz.

- **Beldeki Biriken Yağlar:**
Bu bölgede biriken yağlar, daha çok önceki anatomi bölümünde kısaca açıkladığım Dış Oblique ve İç Oblique kasları üzerinde oluşarak estetik ve genel görünüşü çok olumsuz yönde etkiler.

Bu biriken yağlar genel yağ atma programı içinde ve belirttiğim diyetle birlikte yapılan egzersizlerle giderilebilir. Bel yanları ve kalça kemiği üzerinde ki bu yağların yüksek oranda olması hareket kabiliyetini de büyük ölçüde engelleyen bir durumdur.

- **Mekik Hareketleri Üzerindeki Şüphe:**
Halk arasında mekik olarak (Sit-Up) bilinen bu temel egzersiz son yıllarda yapılan araştırmalar neticesinde eski popüleritesini kaybetmiştir. Bunun nedeni şudur ; Mekik hareketinin uygulanışını incelediğimizde ; Sternum'un (Göğüs Kemiği), Pelvis'e (Kalça Kemiği) doğru çekilmesinden çok bir oturma işlemi gerçekleştirilmektedir. Burada alt sırt bölgesinden ön bacaklara doğru gelen Psoas kasları, bacakları göğüs kafesi yönüne doğru çekme görevini yerine getirmektedir. Bu hareketle, mekik egzersizi uygulanırken, öncelikle Psoas kasları etkilenmekte olup, mide kaslarının etkili olarak çalışması mümkün olmamaktadır.
Bundan daha da önemlisi; alt sırt ve omurga zarar görebilmektedir. Bunu önlemek için alt sırta kavis verdirilir. Fakat Psoas kaslarındaki gerginlik alt sırtı aşırı bir yüklemeye sokar. Bu da daha ileride kronik bel ağrılarına sebep olmaktadır. Etkili ve doğru mide egzersizlerinde temel hareket, Sternum ile Pelvis arasındaki mesafenin kısaltılmasıdır. Bunu gerçekleştirmenin tek ve doğru yolu, alt sırt bölgesindeki omurgayı, öne eğmektir. Kısacası; Sternum'u Pelvis'e veya Pelvis'i Sternum'a doğru hareket ettiren her egzersiz, mide çalışmalarının temelini oluşturmaktadır.

- **Mide Egzersizlerinin Guruplandırılması:**
Mide egzersizleri üst ve alt mide(karın) olmak üzere 2 ana guruba ayrılırlar. Aslında

tamamen izole edilebilecek iki ayrı mide kası yoktur. Bu nedenle, bütün egzersizler tüm mide kasları üzerinde etkilidirler. Fakat midede bazı kısımlar bağlayıcı bir dokuyla birbirinden ayrılmışlardır. Bunlar mide baklavalarını oluştururlar. Burada alt ve üst mide guruplarının çalışmalarında temel nokta; Pelvis'i hareket ettirerek alt gurup yani karın kısmı, Sternum' u hareket ettirerek ise üst gurup kaslar (mide) çalıştırılmış olmaktadır.

- Hamilelik Esnasında ki Mide Egzersizleri ve Çalışma Sıklığı: Hamilelik boyunca yapılacak mide hareketleri kasların durumunu ve gücünü korumaya ve belde ortaya çıkan ağrıları azaltmaya yardımcıdır. Fakat hamilelik ilerledikçe bilhassa dördüncü aydan itibaren Vena cava (alt vücuttan kalbe doğru kan pompalayan damar) üzerinde basınç meydana gelmesinden dolayı sırt üstü yatma zorunluluğu doğmakta ve yeni tekniklerin öğrenilmesi gerekmektedir.

Hamilelik aylarında karın kaslarını güvenli risksiz bir durumda çalıştırmak için oldukça çeşitli ve etkili egzersizler vardır.

Bu egzersizlerden biri; dört ayak üzerinde durarak, ileri geri salınım hareketini yapmaktır. Bunu 5'e kadar saymak suretiyle yapıp, başlangıç durumuna dönerek sırtınızı yukarıya doğru germelisiniz. Bu hareketi günde birkaç defa 5'er tekrar olarak yapabilirsiniz.

Yeni doğum yapmış kadınlar bir mide egzersizine başlamadan evvel mide kaslarının ayrılmış olup olmadığını kontrol etmelidirler. Eğer kaslarda parçalanma varsa, egzersizleri daha çok fazlalaştırabilirler.

Bunu, Mekik (Crunch) hareketi yapmaya çalışırken, parmağınızla göbek çukuruna hafif bir baskı yaparak tespit edebilirsiniz. Kaslarınızın arasına bir veya iki parmağınızı sokabiliyorsanız uygun bir durum olmadığını görüp mide egzersizlerinizi değiştirmeniz gerekecektir.

Crunch hareketi daha sonra göreceğlniz gibi; ayak tabanları tamamen yerde, dizler kırık pozisyonda, gövde yerden 10-15 cm.yükselecek şekilde, mide kasları sıkıştırılarak öne doğru kaldırılır, Bu arada kollarınız midenizin üzerinde çaprazlanmış durumda olmalıdır. Durumunuzdan dolayı fazla risk olmasın diye, sadece başınızı yerden kaldırarak ve nefes vererek, mide kaslarınızı sıkıştırarak çalıştırabilirsiniz. Bu hareketi bir atkı veya kumaşı mide çevresine sarıp, bu atkıyı çekmek suretiyle de aynı sıkıştırma etkisini oluşturabilirsiniz.

Hamilelik ilerledikçe mide kasları, karnın özel durumundan dolayı "Crunch" hareketinin uygulanması zorlamalar yapacağı için başka alternatifler önerilmektedir. Bunların başında "Göbek Dansı" gelmektedir. Göbek dansı, bu hareketlere benzer bir etki yarattığı ve mide kaslarını güçlendirdiği için, böyle durumlarda oldukça sık tavsiye edilmektedir.

Ancak, bu çalışma tarzı doğal olarak, hatları belli, şekilli ve ince bir mide kası görüntüsü vermeyecektir. Zaten böyle bir görüntüye de bu durumda gerek yoktur. Önemli olan, hamilelik döneminde mide ve karın kaslarının güçlü ve dayanıklı hale gelmesini sağlayarak,   sorunsuz   bir   doğum   gerçekleştirmektir.

- Mide   Makinaları   ve   Bu   İş   İçin   Oluşturulan   Cihazlar

Bir akım ve moda başlamaya görsün, biz hemen böyle durumlarda toplum olarak en çabuk hareket etme özelliklerini kimseye kaptırmayız. Mide düzleştiren ve karın eriten alet ve cihazların her gün basın veya TV.de defalarca reklamlarını izliyoruz.. Bu nedenle bu   cihazlara   doğal   olarak   yoğun   talepler   olmaktadır. Bu cihaz veya aletler, kitabımda sizlere bir plân ve program dahilinde verdiğim egzersizlerin etkisini sağlamaya çalışırlar ve en azından size motivasyon kazandırırlar.

Ancak bunları sağlayabilmesi ve bu cihazların kullanışlı olup olmadığı, bir yükleme anında mide kaslarının kasılmasını sağlaması ile anlaşılır. Eğer çalışma anında mide ve karın kaslarında, başka bir kas veya eklem yeri rahatsız olmayacak şekilde, kasılma ve gerginlik meydana getirebiliyorsa uygun ve faydalı bir cihaz olarak kullanabilirsiniz. Aksi halde böyle bir cihazı körü körüne kullanmak, hem sırt hem de omurga sorunlarını beraberinde getirip, mide kaslarınızın günlerce ağrılar içinde kalmasına neden olabilir.

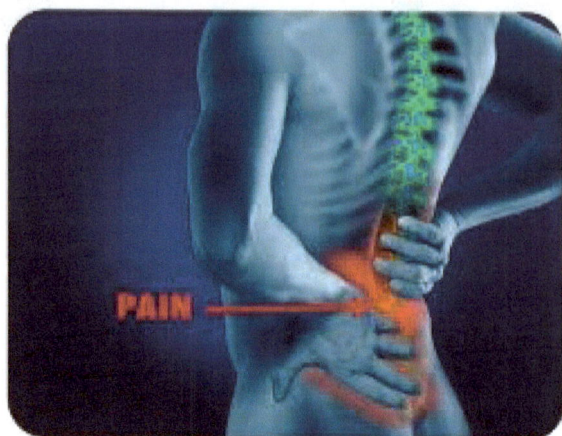

MİDE VE KARIN KASLARI ÜZERİNE SORU VE YANITLAR

Mide ve karın bölgenizin dümdüz, kuvvetli, çelik gibi, estetik ve formda olmasını istiyorsanız, burada verilen çözümlerle başlayabilirsiniz.

90'lı yılların ilk yarısında, sözde "fitness sempatizanları" yıllar boyu biriken yağlardan birkaç dakikada kurtulma sözü ile milyonlarca kişiye ve egzersiz antrenörlerine karın egzersizleri için bir takım garabetleri satarak milyonlar kazandılar. Fakat çok geçmeden, bunların düz bir mide ve karın bölgesine sahip olma ve bu konuda ortada dolaşan yanlış bilgiler konusunda ne kadar tutarsız oldukları ortaya çıktı.

Siz de hâlâ bu konuda bir çare arayışı içindeyseniz, o zaman son derece güncel ve bilimsel çözümleri ile size sunduğum bilgi ve programları uyguladıktan sonra, bu yaz üzerinizdekileri çıkartıp denize girerken, bu konuyu ciddiye alıp, sonuçta mükâfatını görmenizden dolayı mutlu olacaksınız. Bundan hiç kuşkunuz olmasın.

Şimdi uzun yıllardır hem spor tesislerimizde hem de spor eğitimciliğimiz sırasında, mide ve karın kasları ile ilgili bire bir karşılaştığımız ve uygulaması içinde olduğumuz sorular ve yanıtları ile sizi bu konunun içinde kısa bir tura çıkartmak istiyorum:

Soru:
Elimden geldiğince çok çalışıyor olmama karşın, hala daha tahta gibi bir mide kasına sahip olamıyorum. Nerede yanlışlık yapıyorum?
Yanıt:
Kaslı bir mide için kan, ter ve gözyaşından daha fazla yapılması gerekenler var. Oldukça güçlü bir orta bölgeye sahip olabilir, ama mide ve karnınızın hala daha bir balina yağı tabakası altında gömülü olup olmadığı anlaşılmayabilir.

Bunu sağlamak için, beslenmenize dikkat etmeniz ve kardiovasküler çalışma yapıyor olmalısınız, her ikisi de vücut yağınızın azalmasına yol açacak, bunun onucunda mide kaslarınız görünür hale gelecektir. Kuşkusuz, vücut görünümü ve kompozisyonunda genetik önemli role sahiptir ve bu nedenle de sağlıklı egzersiz ve diyet olmaksızın gerçek potansiyelinize, estetiğe ve forma kavuşamazsınız.

Göz önünde bulundurulacak diğer faktörler arasında, egzersiz yoğunluğu, sıklığı ve seçilen egzersiz tipidir. Herhangi bir kas grubu için olduğu gibi, mide ve karın kasları da istenen gelişme ve büyüklüğün temini için yeterli sayıda tekrarlardan oluşan ağır bir çalışmayı gerektirir.

Hafif ağırlıkla yapılan çok sık tekrarlar size sağlam destek sağlayan bir orta vücut bölümü oluşturmanıza imkân verir, ancak kaslarınızın kalınlaşmasına yetmez. Mide ve karın kaslarının aşırı çalıştırılması da çok sıklıkla rastlanan bir durumdur.

Bu nedenle, günlük mide çalışması yapıyorsanız bunu bırakmalısınız. Mide kasları çalışmasını en fazla haftada üç defa ile sınırlamalısınız. Ayrıca, size en uygun egzersiz tipini seçmeli ve çalıştıracağınız ana vücut kesimleri olarak gövde, üst ve alt mide kesimleri (Başlangıç, Orta ve ileri seviye çalışma programlarında açıkladığım gibi) ve oblique (bel yanları) kaslarını hedef almalısınız.

Düz ve ters mekik gibi hareketler basit olmakla birlikte üst ve alt kesimler için yeterli ağırlığı sağlamanıza imkân verir ve aynı zamanda bu hareket sırasında yapacağınız hafif dönme hareketleri ile oblique kaslarınızı etkili bir biçimde çalıştırmış olursunuz. Size verdiğim mide düzleştirme programında da bu esaslara göre hareket edilmiş ve hareketlerde öncelik, alt mide kasları ve bel yanlarına verilmiştir.

Soru:

TV'de gösterilen mide aletlerinden birini satın almayı düşünüyorum, ancak çalışma arkadaşım bunların yararsız olduğunu söylüyor. Hangisi doğru?

Yanıt:

Gerçekte, piyasada satılan mide aletlerinin çoğunun mahzurlu olan bir yanı yok. Genel anlamda bakmak gerekirse, bunlar vücudunuzun mekanik olarak iyi bir konumda olmasını sağlar ve çoğu zaman alt sırt kesimi için destek sağlar.

Ancak bu aletler veya cimnastik donanımları olmaksızın kendi başınıza aynı sonuçları elde edebilir ve midenizi çalıştırabilirsiniz. Verdiğim egzersiz şekil ve açıklamalarından her bir egzersizin nasıl yapılacağını iyice öğrenin, daha sonra, sizin için hangisinin uygun olduğuna karar verin. Paranızı da savurmayın.

Soru:
Birlikte cimnastik salonunda çalıştığım insanlar, her gün mide kaslarını çalıştırıyor. Oysa ki, mide kaslarının haftada üç defadan daha fazla çalıştırılmaması gerektiğini okudum. Bu kas grubu, diğerlerinden farklı mı?

Yanıt:
Bir çok açıdan mide kasları, vücutta bulunan herhangi bir başka kas grubu ile aynı özelliklere sahiptir ve aynı şekilde geliştirilmeli ve forma sokulmalıdır. Bununla birlikte, mide ve karın kasları, vücudun normal duruşta olmasını sağlamak üzere çalışma sırasında hemen her zaman büzülme konumundadır (gerek günlük faaliyetler sırasında, gerekse egzersiz yaparken).

Bu nedenle, mide ve karın kasları, diğer bir çok kaslara kıyasla daha fazla dayanıklıdır ve bu nedenle diğerlerine göre egzersiz sırasında daha sık ve fazla sayıda çalıştırılmaları gerekir.

Amacınız sağlam yapıdaki kasları olan orta kesime sahip olmaksa, o zaman orta seviyede bir mukavemet için her set'te yaklaşık 25 tekrar yapmalısınız. Kalın ve gözle görülür girinti ve çıkıntıları olan kas istiyorsanız, o zaman daha düşük sayıda tekrar içeren ağır mukavemet çalışması rejimini uygulamalısınız. 12-20 arası tekrar içeren bir mukavemet veya egzersiz çalışması seçiniz (diğer vücut kasları için olandan biraz daha yüksek bir tempo). Son bir kaç tekrarı zorlukla yapıyor ve mide bölgesinde bir yanma hissediyor olmalısınız. Ancak Mide Düzleştirme Programımızda daima yüksek tekrarlar uygulamalısınız. Yeni başlıyorsanız, programımızda verdiğim alt mide, bel yanı ve üst mide kasları için birer egzersiz seçin. Her bir egzersizden başlangıç, orta ve ileri seviye durumlarına göre 2-3 set uygulayın ve her bir set arasında yaklaşık bir dakika dinlenin.

Çalışma ve mukavemet kazanma paralelinde her ayrı kesim için bir başka egzersiz seti ilave edin ve her bir setin arasındaki dinlenme süresini 20-30 saniyeye indirin. Çalışmaları büyüklük veya şekil için yapmanıza bağlı olmaksızın haftada en faza üç, hatta iki ile sınırlayın.

Her ne kadar mide kaslarının daha kısa bir sürede sertleştiğini ve toparlandığını hissediyor olsanız bile, yine de büyümeleri ve sağlamlaşmaları için dinlenmeye gereksinimleri vardır.

Soru:

Sağlam bir orta kısım elde edilmesi için doğru egzersiz tipi seçilmesinin önemli olduğunu biliyorum, ancak bunları belli bir sırada yapmak ne ölçüde önemli bir husustur?

Yanıt:

Her ne kadar bu soruya kesin bir yanıt vermek mümkün değilse de, öyle sanıyorum ki, alt mide kesimi, üst kesimden daha önce çalıştırılmalıdır, çünkü bir bakıma bu kesim genelde daha az çalıştırılmaktadır. Fakat büyük ölçüde mide kasları, bir çok karın altı hareketlerde yer almaktadır.

Buna ek olarak, oblique ve üst mide kaslarının alt mide (karın) kaslarının çalıştırılması sırasında vücudun üst kesimini kararlı ve hareketli hale getirmeli ve böylelikle uygun bir vücut yapısı elde edilmesi amacıyla bunların canlı ve güçlü olmaları temin edilmelidir (ilk önce üst mide kaslarının çalıştırılması durumunda bu sağlanamaz).

Alt mide kaslarının iyi bir şekilde hareket etmesi ile kalça kasları hareketi asgariye indirilmiş, bunu yanı sıra, alt mide bölgesindeki kasların ise azami büzülmesi sağlanmış olur.

Alt mide kasları mukavemeti, diğer bütün mide kasları ile aynı seviyeye geldiğinde, o zaman değişik mide kasları ile ilgili yaptığınız çalışmayı kendinize uygun bir sıralamada yapabilirsiniz.

Bir gün ilk önce üst mide kaslarını, bir başka gün ilk olarak oblique kaslarını ve haftanın son çalışma gününde ise ilk olarak alt mide kesimini çalıştırabilirsiniz. Sizin mide bölgeniz için yararlı olabilecek bir başka strateji ise süper setler yapmaktır.

Bunun için ilk önce alt mide hareketlerinden bir set yapın, bunun hemen ardınan bir set üst mide kasları ve bir set de oblique kasları egzersizi yapın. Unutmayın ki, çeşitlilik her yönü ile hayatın renklendirilmesi için gerekli olduğu gibi, aynı zamanda atletik performans için de altın bir kuralıdır. Zaten Mide Düzleştirme Programımızın ileri seviyede ve açıkladığım kurallara göre uygulanması atletik performansınızı zirveye taşıyacaktır.

Mide kasları tek bir kas mıdır yoksa birden fazla kastan oluşan bir kas grubu mudur?
Yanıt:
Mide kasları, aralarında rectus abdominus, dış oblique kasları, iç oblique kasları ve çapraz karın kaslarından oluşan kolektif bir gruptur. Bunlar bir arada çalışarak hep birlikte gövdeyi dengeler, omurga kaslarına destek verir ve belin hareket etmesini sağlarlar.

Rectus abdominus, her ne kadar yapılı ve kaslı bir vücutta birden fazla sayıda kastan meydana gelmiş gibi görünse de, gerçekte tek bir kastır ve leğen bölgesinden kaburgalara doğru uzanır.

Boyunun çok uzun olması nedeniyle, üst ve alt bölgeleri ayrımı belirgin olarak görülebilir. Bu bölgelerin tam olarak ayrılması mümkün olmasa da, uygun bir egzersiz seçilerek üst ve alt bölge çalıştırması seçimi yapılabilir.

Genellikle üst mide kesimi en iyi şekilde alt mide kesiminin hareketsiz tutularak ve gövdenin hareket ettirilmesi ile (mekik hareketinde olduğu gibi) geliştirilir.

Alt mide çalışması için ise bunun tersi geçerlidir: Vücudun üst kısmı hareketsiz tutulur, ayak ve kalça (leğen) kesimi yukarıya getirilir (ters mekikte olduğu gibi).

Unutulmamalıdır ki, çapraz abdominus görülmez ve çok az hareket sağlar ve bu nedenle bir egzersiz programında nadiren göz önünde bulundurulur.

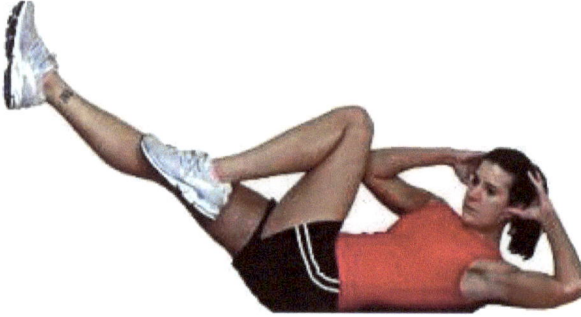

Soru:
Mide çalışması sırasında kalça kaslarının hareket etmemesinden söz ediliyor. Bu neden önemli ve bunu sağlamak için ne yapmalı?

Yanıt:
Mide çalışması sırasında kalça kaslarının hareket etmemesi gerektiği hususu çok basit bir nedenden kaynaklanıyor: Egzersiz sırasında kalça kaslarından çok daha fazla mide kaslarının devreye sokulmak istenmesi ve mümkün olduğu ölçüde fazla çalıştırılması. Ancak bunu yapmak her zaman kolay olmaz.

Gerek kalça kasları, gerekse rectus abdominus, kalça eklemi üzerinden geçmekte ve kalça hareketini sağlayan belli başlı kasları oluşturmaktadır. Kalça kasları, en fazla ayaklarınız bir yere dayanıyor olduğunda hareket eder.

Bu durum, dizleriniz bükülmüş olsa veya ayaklarınız ve kalçanız iyice uzatılmış durumda olsa bile geçerlidir (örneğin, sırt üstü uzanmış durumda). Yerde uzanmış halde dizlerinizi göğsünüze yaklaştırırsanız, en başta bu hareketin çoğunu kalça kasları gerçekleştirir.
Ancak dizleriniz göğsünüze yaklaştıkça, kalça kasları devreden çıkar ve leğen kesiminin dönmeye başlaması ile birlikte alt kalça kasları devreye girer. Dizleriniz göğsünüze ulaştığı anda, alt karın kasları en yüksek seviyede büzülmüş ve kalça kasları ise tümüyle devreden çıkmış olur.

Mide egzersizleri sırasında, kalça kaslarının asgarî düzeyde çalışmasını sağlamak amacıyla, dizleriniz bükülü ve bir yere tespit edilmiş olmalıdır. Aynı zamanda, mide kaslarınızı tümüyle izole etmemeniz gerektiğini unutmayın, bazı kalça kasları hareketi mutlaka yer alıyor olmalıdır.

Mide kasları mukavemetinin sağlıklı bir sırt için gerekli olduğunu duydum, ancak bu ilişki ne ölçüdedir?

İnsan vücudunun orta kesimi, veya insan gövdesi, tüm vücut üst kesimi ve özellikle omurga kolonu için destek ve stabilite merkezini oluşturur. Mide kasları, alt sırt kasları ile birlikte, omurga için doğal bir kuşak oluşturmakta ve onu yerinde tutmaktadır.

Mide kaslarının büzülmesi, iç mide basıncının artmasına yol açmakta, bunun sayesinde de omurganızın olması gereken konumda tutulması sağlanmaktadır. Gerekli destek olmaksızın, ağır egzersizler potansiyel bir tehlike haline gelir.

Omurga kemiğinin çıkması ve kayma, omurga kemiğine gelen yüklerin daha da artmasına yol açar. Çok şiddetli bir acı duyulabilir ve bundan sonra art arda omurga kolonu üzerinde oluşacak travma zamanla sakatlanmalara yol açabilir.

Soru:

Spor ve sağlık konularında sık sık "Vücut Kompozisyonu" deyimi kullanılmaktadır. Bunun anlamı nedir ve toplam vücut yağ oranı ve yağsız vücut ağırlığı ne anlama gelmektedir ve ne sorunlar getirir?

Yanıt:

Vücut Kompozisyonu, vücutta bulunan toplam yağ ve yağ dışındaki kütleleri içermektedir. Bu duruma göre "Yağsız vücut ağırlığı", kas, kemik ve su ağırlıklarının toplamından meydana gelmektedir.

Toplam Vücut Yağı ise; deri altına yayılmış ve organlar etrafına birikmiş olan vücut yağıdır. Obezite dediğimiz ve vücutta toplanan aşırı yağdan kaynaklanan şişmanlık ve bir çok hastalığın ana nedeni, toplam yağ oranlarının belirli hudutları aşmasından kaynaklanmaktadır.

Vücutta bulunan yağ oranlarının vücut ağırlığına göre oranı bu sorunların halledilmesinde bir kontrol göstergesi olmaktadır. Bu yağ oranının çok artması yüksek kan basıncı ve kolestrol seviyeleri, damar sertliği, kalp rahatsızlıkları, solunum problemleri ve böbrek rahatsızlıkları gibi bir çok sorunları beraberinde getirir.

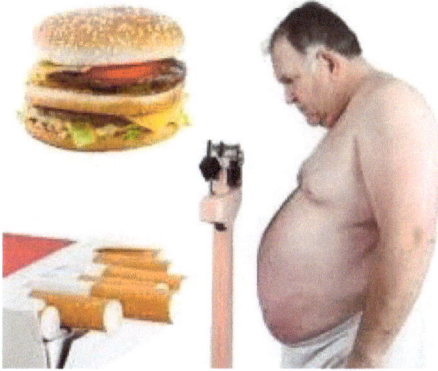

VÜCUT AĞIRLIĞINA GÖRE YAĞ ORANLARI TABLOSU

YAŞ	KADIN		ERKEK	
	YAĞ%	YAĞ%	YAĞ%	YAĞ%
1-30	20	26	12	18
31-40	21	27	13	19
41-50	22	28	14	20
51-60	22	30	16	20
>61	22	31	17	21

Soru:

Mide kaslarına, yaptıkları spor branşının özelliği nedeniyle daha çok yer veren bir çok atlet ve vücut geliştirmeciler mide kaslarını seyrek olarak çalıştırdıklarını ifade ediyor. Asgari mide çalışması ile bir geliştirme sağlanabilir mi?

Yanıt:

Bu atletler, uzunca süre ağırlık çalışması ve fiziksel gelişme yöntemleri uygulayarak buralara geliyorlar. Her ne kadar vücut geliştirmek için çalışmaya devam ediyorlarsa da, mide bölgesi, genellikle çok çabuk geliştirilebiliyor ve bunun sonucunda daha az çalışma gerekiyor.

Çok fazla mide çalışması, gerçekte mide bölgesinin ve özellikle oblique kaslarının aşırı gelişmesine yol açarak genel vücut simetrisi açısından olumsuz sonuca yol açarak belin genişlemesine neden olur, bunun sonucunda göze hoş gelen V-biçimi fizik kaybolur. Burada esas olan husus şu ki, artık bir çok atlet ve vücutçu, vücutlarının bu kesimini daha fazla geliştirmek istemiyorlar.

Soru:

Bir alt sırt sakatlanmasından sonra çalışmalara yeni başladım. Bunun şiddetlenmesinin veya yeniden sakatlanmanın önlenmesi için önerebileceğiniz bir mide çalışması var mı?

Yanıt:

Egzersiz sırasında uygun bir yöntem seçmek kuşkusuz her zaman önemlidir, ancak bir sakatlık sonrasında buna özellikle daha fazla dikkat gösterilmelidir. Sırt ağrılarından kaçınılma veya korunmanın anahtarı, omurga kolonunun özellikle egzersiz sırasında sürekli olarak doğal konumda tutulmasının sağlanması ve buna günlük normal faaliyetlerde de uyulmasıdır.

Omurga kolonunun doğal konumu, omurganın normal "S" formunu muhafaza edebilmek, sırtın aşırı düzleştirilmesi veya eğrilmesinden kaçınmakla sağlanır. Uygun bir konumda olan omurga ile kulaklar, omuzlar, kalçalar, dizler ve ayak bilekleri, yandan bakıldığında tam bir doğru üzerinde yer alır. Bu doğal konum, azamî yük dağılımı ile omurga ve tek tek omurga kemiklerine asgari baskı uygular.

Sakatlanmalardan kaçınmak için, mide hareketlerinin mekik ve ters mekik esaslarına uymak ve omurganın doğal konumunda tutulması gerektiğini unutmamak şarttır.

Florida'da Jacksonville Rehabilitasyon Merkezinde fizyoterapist olan Lynette Dery, şunu söylüyor: "Farzedelim ki; vücudunuzun orta kesimi tutuldu ve sizin bükülmenize ve eğilmenize izin vermiyor. Bu durum, omurganın doğal konumunda tutulması ve omurga disklerine asgari yük uygulanmasına imkân veren en mükemmel durum olacaktır."

Her ne kadar rijit bir vücut konumu sizin yapabileceklerinizi sınırlıyor görünse de, azami büzülme elde edilmesi için mide ve sırt kaslarınızın aşırı büzülmesine gerek kalmayacaktır. "İnsan vücudunun orta kesimi, veya insan gövdesi, tüm vücut üst kesimi için ve özellikle omurga kolonu için destek ve stabilite merkezini oluşturur. Mide kasları, alt sırt kasları ile birlikte, omurga için doğal bir kuşak oluşturmakta ve onu yerinde tutmaktadır." Ancak sakatlanmışsanız, dönme ve yana eğilme hareketlerini unutun, çünkü bunlar omurga disklerine en fazla yük getirecek hareketlerdir.

Alt sırt yaralanmalarına aykırı nitelikteki egzersizler arasında oturma ve kalkma hareketleri, ayaklar sabit veya serbest), çapraz dize mekik ve ayak askılı kalkma hareketleri çeşitleri yer alır.

Gerçekte, dizlerinizi bükmeyi gerektiren karın hareketlerinden kaçınmalısınız. Bir mide sıkıştırma hareketinde, mide kası büzülmesi, omuzların yerden kaldığı noktada en üst seviyeye çıkar, bu nedenle bu noktadan sonra harekete devam etmeniz gerekmez.

30-45 dereceden sonra sırtınızın doğal konumda tutulması imkânsız hale gelebilir. Ne kadar fazla kalkarsanız sırtınız o kadar eğrilir, bel ve göğüs omurga diskleri üzerine o kadar fazla yük biner.

Sizi 90 derece dik oturma konumuna getiren mekik aleti kullanmamalısınız. Bunu şu şekilde açıklıyabiliriz: Yapılan araştırmalar, tek başına oturur durumda olmak bile omurga disklerine yük bindirdiğini göstermektedir.

Otururken öne eğilme (özellikle ağırlıkla birlikte) alt sırt diskleri üzerine olağanüstü yük bindirir. Uygun mide hareketleri seçimi arasında ayakların tespit edilmiş ve ayaklar serbest halde, bükülmüş bacaklarla yapılan mekik hareketleri yer alabilir.

Bu genel bilgilerden sonra programımızın bilgi alt yapısını bilimsel bir platforma oturttuktan sonra Mide Düzleştirme Programımızı uygulamaya geçerek hedefinizi gerçekleştirmek için tümüyle hazırlanmış oluyorsunuz.

BÖLÜM 4

MİDE VE BEL PROGRAMI

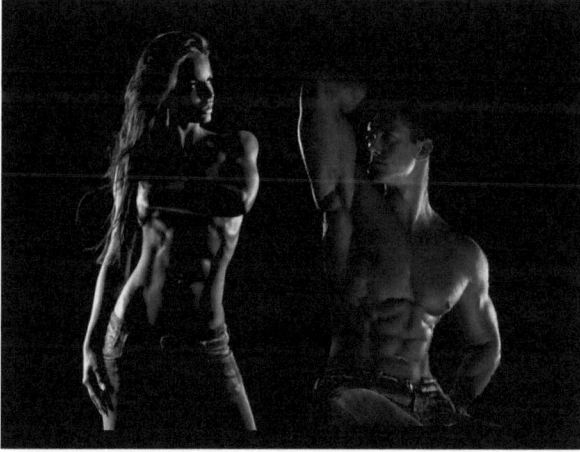

Gerek erkek gerekse kadında fiziksel görünüşü ilk anda belirleyen, estetik, zinde ve etkili bir görüntü kazandıran vücut bölümü, yağlardan arındırılmış ve ayrıntılar kazandırılmış mide ve karın kaslarıdır.

Zinde bir vücut, gergin ve düz bir mide, tüm dünyaya sağlık ve formunuzun denetimini elinizde tuttuğunuzu anlatır. Hayatın her bölümünde ve her yaş gurubunda bu gerçek çok önemlidir. Hele ileri yaşlarda, formda olma diğer yaşlardakinden daha önemlidir. Bunun nedeni yaşlanma sürecinin başlamasından sonra mide ve karın bölgesi, forma sokulup, yağların atılmasının en zor olduğu bölgelerin başında gelmektedir.

Fakat buna rağmen yaşlanmaya ait fiziksel etkilerin pek çoğunu yavaşlatmanız, durdurmanız ve hatta geriye çevirmeniz mümkündür. Bunun için çok fazla zaman, para ve çaba sarfetmeniz gerekli değildir. Gerekli olan her şey burada size açıkladığım form tutma plânındadır.

Bu program "Mide Sendromunu" ve "Orta Kattaki Görüntü Kirliliğini" hızlı ve sonuç verici bir şekilde ortadan kaldırmak için hazırlanmış bir egzersiz plânıdır.

Bu program, kendi haline bırakıldığı takdirde, hangi yaşta olursanız olun, gençlik ve güç kaybını gösterecek şekilde ilk olarak yaşlanmaya başlayan, sarkan ve yağ biriktiren mide kasları üzerinde yoğunlaşır. Bu programla birlikte yeniden güç, zindelik ve estetik kazanıp, bu özelliklerinizi yaşam boyu koruyabilirsiniz.

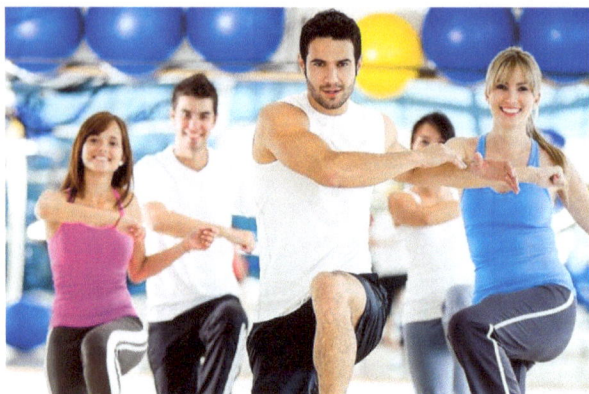

DOĞRU ÇİZGİYİ BULMAK

Egzersiz yaptığınız ve dengeli beslenerek, yediklerinize dikkat ettiğiniz halde, midenizin ve karnınızın düzleşmemesi ve form kazanmamanız, yanlış bir programla çalışıyor olduğunuzu gösterir.

Daha ziyade erkekler, tek kas alanını çalıştıran oturma-kalkma ve parmak ucuna dokunma hareketlerini yaparlar. Bu hareketleri yaptığınızda mideniz sertleşebilir, ancak diğerlerine olumsuz etkide bulunacak şekilde tek bir kas gurubunu geliştirdiğinizden dolayı şişebilir.

Bu nedenle, mide çevresine şekil veren bütün kas guruplarına form ve yumuşaklık kazandıran dengeli bir programa ihtiyacınız vardır.

"Mide Düzleştirme Programı", mide çevresinde bulunan bütün kas guruplarını hareket ettirdiğinden iyi sonuçlar vermektedir. Aynı zamanda program içinde, bütün mide kaslarının güç ve esnekliği arasında tam bir dengenin kurulması için yoğun kas sıkıştırmaları ile gerilme hareketleri dönüşümlü olarak yapılır. Bu kaslar, genellikle iyi plânlanmış bir egzersiz programına hızlı tepki verirler.

"Mide ve Bel Programını" uyguladıktan sonra sadece birkaç hafta sonra görünüşünüzde ve hislerinizdeki meydana gelen değişiklikler sizi çok şaşırtacaktır.

PROGRAMIN UYGULANMASI

Bu program; ısınma, mide çevresini esnetme ve temel mide programı ve soğuma egzersizlerinden oluşur. Mide Düzleştirme Programı durumunuz itibariyle üç farklı düzeydedir:

- Başlangıç
- Orta
- İleri

Hareketleri, hangi aşamasında çalışırsanız çalışın daima vermiş olduğum ısınma hareketleri ile başlayıp, soğuma hareketleri ile bitirmelisiniz.

Çalışma programınızdan en yüksek verimi alabilmeniz için, çok iyi bir hazırlık ve ısınma sürecinden geçmelisiniz. Bunun anlamı vücudunuzun düzgün ve kontrollü bir şekilde yavaşça ısınmasını sağlamaktır.

Isınma hareketleri, vücudunuzun daha zor hareketler için yumuşamasına yardımcı olur ve yaralanma olasılığını azaltır. İyi bir ısınma sırasında vücudunuzun iç sıcaklığı yükselir ve vücutta oksijen ve kan sirkülasyonu hızlanır. Ayrıca bu sayede kalp kasına kondisyon kazandırmış ve kaslara daha fazla oksijen gitmesi için solunum yükselmesini sağlamış olursunuz.

Mide ve karın çalışmalarına başlamadan önce, sakatlanmaların çoğunun, vücudun henüz belli seviyede bir fiziksel stres için yeterli düzeyde hazırlanmamış kısımlarının aşırı çalıştırılması sonucu ortaya çıkmakta oluğunu bilmelisiniz.

Bu konuya daha önceki bölümlerimizde sık sık değindim. Mide kaslarının ısıtılması için en az 10 dakika gerekir ve bu şekilde bunların egzersiz için hazırlanması ile kas/iskelet sisteminin herhangi bir şekilde hasar görmesinin önüne geçilmelidir.

Isınma hareketlerine hızlı yürüme, jogging veya 3-5 dakika süre ile jimnastik hareketleri gibi düşük yoğunluklu faaliyetlerle başlayın. Bu kaslarınızı ve tendonlarınızı, ısınma hareketlerinin ikinci aşaması olan statik esnetme hareketlerine hazırlayacaktır.

Statik esnetme, bir kasın rahat bir gerilme ile (acı vermeyecek) bir noktaya uzatılması ve bu uzatılmış konumda en az 10 saniye tutulmasını içerir. Isınma ve streching bölümündeki temel esnetme hareketlerini en az beş dakika süre ile yapın.

Soğuma hareketleri ise bir egzersiz programında genelde göz ardı edilen hususların başında gelir. Kuşkusuz, onca uzun ve yorucu çalışma sonrasında soğuma için bir ilâve 5-10 dakika daha sarf edilmesi en son istenecek şeydir, ancak çalışmanın bu aşamasını ihmal etmeyin.

Şu şekilde düşünmelisiniz: Soğuma, toparlanma işlemini daha da hızlandıracak olan bir aşamadır. Soğuma işlemlerine 3-5 dakikalık düşük yoğunluklu faaliyet ile başlayın, bundan sonra bir başka beş dakikalık esnetme hareketlerine geçin.

Bu hareketler, eklemlerin çevresindeki bağ ve kirişlerin kondisyona sokulması ve uzaması için yapılan esnetme hareketlerini içerir. Esnetme hareketlerini yumuşak ve kontrollü yapmalısınız. Eklemlerde yaralanmaya, kas liflerinin yırtılmasına neden olabilecek hızlı ve anî hareketlerden kaçınmalısınız.

Çalışmanızın sonuna doğru kalbinizin ve akciğerlerinizin normalden daha hızlı çalıştığını fark edeceksiniz. Bunun nedeni egzersizin vücudun oksijen gereksinimini arttırmasıdır. Egzersiz yapmayı bıraktıktan sonra bile fazladan oksijen ihtiyacı birkaç dakika daha devam eder. Vücudun soğutulmasının önemi de buradadır.

Vücudun soğutulması, kaslarınızda birikmiş olan atık ürünlerin (Lâktik Asit) atılmasına yardımcı olur. Bu şekilde bir sonraki çalışma gününde kaslarınızdaki sertliğin azalması sağlanmış olur. Soğuma egzersizleri, kan dolaşımının egzersiz öncesindeki durumuna dönmesini sağlar. Bu şekilde baş dönmesi ve sersemlik gibi durumların önlenmesi mümkün olur ve solunum da kademeli bir biçimde normale döner. Soğuma egzersizleri sonrasında kendinizi dinlenmiş ve zinde hissetmelisiniz.

Form durumunuz ne olursa olsun çalışmanıza başlangıç programı ile başlayın. Daha sonra kademeli olarak orta ve ileri programa çıkın. Hareket tekrar sayıları programın ana hatları içinde açıklanmıştır. Bu tekrarların sayısının sizin için çok fazla olması durumunda başlangıçta bu sayıyı azaltabilirsiniz.

Daha sonra güç kazandığınızı hissettikçe tekrar sayısını arttırın. Fakat kendinizi hiçbir zaman burkulma veya yaralanma noktasına kadar zorlamayın. Yavaş bir tempoyla başlayın ve daha sonra kendinizi rahat hissettiğiniz bir hızda çalışmanıza devam edin.

Başlangıç ve orta seviye program egzersizlerini uygulama kolaylığı sağlamak amacıyla egzersiz açıklamalarını topluca vermeyi uygun gördüm.

Bu tablolardan faydalanarak, yukarıda açıkladığım başlangıç, orta ve ileri seviye egzersizlerini düzenli olarak uygulayın.

BAŞLANGIÇ PROGRAMI GENEL ESASLARI

Başlangıç programına başladığınızda, egzersizlerinizi aşağıda belirttiğim prensiplerle uygulayın:

1. Isınma bölümünde verdiğim bütün hareketleri yapın.
2. Başlangıç programı içinden aşağıda verdiğim, mide bölgesinin alt, bel yanları ve üst mide bölümlerini çalıştıran egzersizleri yapın.
3. Her kısım için 1 hareket seçin. Örneğin 1 üst mide, 1 alt mide (Karın) ve 1 bel yanları için
4. Her egzersizin tam ve doğru olarak uygulamasını öğrenin.
5. Her hareket için 1 set fakat yapabildiğiniz kadar çok tekrar yapın.
6. Başlangıçta en az 15 tekrar yapmaya çalışın, alışıp kuvvetlendikçe tekrar sayısını arttırın.
7. Set aralarında dinlenme süreniz 30 saniye olsun.
8. Hareketleri tam konsantrasyon sağlayarak, doğru ve kontrollü yapın.
9. Programınızı haftada üç kez uygulayın.
10. Soğuma bölümünde verdiğim bütün hareketleri, bu defa daha az sayıda ve süreyle, kontrollü ve yavaş yaparak çalışmanızı bitirin.

Gücünüz ve dayanıklılığınız arttıkça, başlangıç programındaki bütün hareketleri, (ısınma ve soğuma hareketlerine ek olarak) mide bölgesinde tam konsantrasyon sağlamak suretiyle yapın. Egzersizlerin sayısı arttıkça, bir süre için hareketlerin tekrar sayısını azaltmayı isteyebilirsiniz. Daha sonra tekrar sayısını, mide ve karın kaslarında yanma hissedinceye kadar arttıracaksınız.

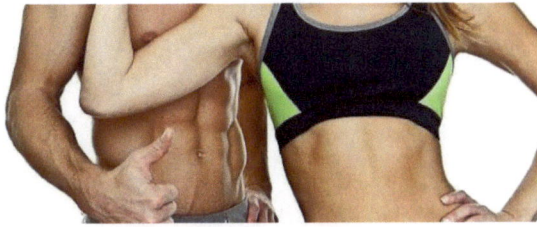

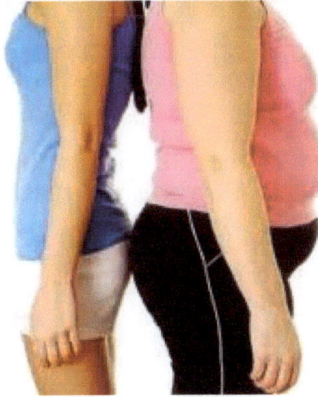

ORTA SEVİYE PROGRAM GENEL ESASLARI

Başlangıç programının tümünü rahatlıkla yapmaya başladığınızda (Genellikle 4-6 hafta sonra) aşağıda belirttiğim esasları uygulamak şartıyla orta programa başlayın.

1. Isınma (Streching) bölümündeki bütün hareketleri yapın.
2. Hem alt hem üst ve hem de bel yanlarını kesinlikle çalışın.
3. Her bölge için 1 egzersiz seçin.
4. Bir sonraki çalışmanızda farklı egzersizleri seçin.
5. Her harekette tam konsantrasyon sağlayarak, birkaç saniye çalışan kaslarınızı gergin tutun.
6. İlk olarak 15 tekrar yapmaya çalışın. Daha zor bir egzersiz seçerek kaslarınızdaki gergimi arttırmak için ellerinizin yerini değiştirerek çalışın. Eller gövde yanında olursa hareket daha kolaylaşır, baş arkasında olursa daha zorlaşır.
7. Setler arasında yaklaşık 20 saniye dinlenin.
8. Hem mide hem de alt sırt kaslarınızı hem çalışma öncesi hem de çalışma sonrası streching (gerdirme) hareketleri ile çalıştırın. Bu egzersizler zaten ısınma ve soğuma egzersizleri olarak yapılması gereken hareketlerdir.
9. Çalışmanızı haftada üç gün yapın.
10. Bitirirken soğuma (Streching) bölümündeki hareketleri daha az sayı ve süreyle yapın.

Ancak, egzersizleri açıklamadan önce, konunun programımız içindeki öneminin yüksek olması nedeniyle komple Streching (Isınma, gerdirme, esnetme ve soğuma) hareketlerini, başlangıç ve bitiş noktaları itibariyle genişçe bir sıralama ile "Hareket Bilimi Esasları" na göre vermeyi uygun gördüm.

Buna göre, her çalışma öncesi ve sonrası bu hareketlerin belirtilen sıra ile yapılması, hem sakatlık riskini ortadan kaldıracak hem de vücudunuzun vermiş olduğum program hudutları içinde çok çabuk form ve estetik kazanmasını sağlayacaktır.

STRECHING-GERDİRME-ESNETME-ISINMA VE SOĞUMA EGZERSİZLERİ

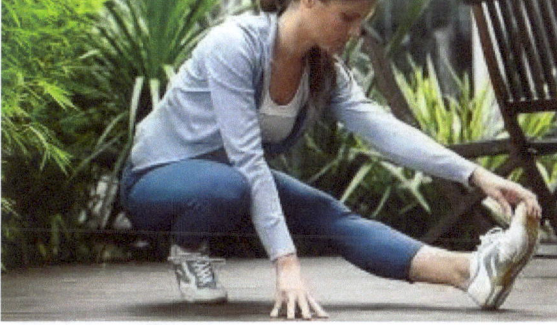

Programınıza, program kuralları açıklamalarında da önemle üzerinde durduğum gibi mutlaka ısınma egzersizleri ile başlamalısınız. Aşağıda tablolar itibariyle verdiğim egzersizleri belirtilen sıra dahilinde hem ısınma amacı ile programınız öncesi hem de programınızı bitirdiğinizde soğuma egzersizleri olarak yapacaksınız. Bu hareketler kaslarınızın gerdirilmesi ve esnetilmesi bakımından çalışma öncesi ve sonrası çok önemli olduğu gibi, form, esneklik ve estetik kazanmanıza da büyük katkısı olan egzersizlerden oluşmaktadır.

1. ELLERİ BAŞ ÜSTÜNDE BİRLEŞTİREREK YUKARI ESNETME

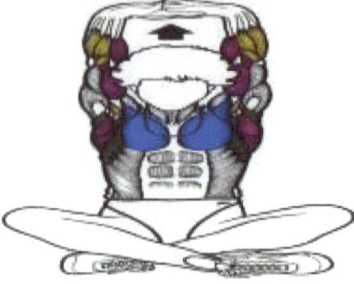

Yerde bağdaş kurarak oturun ve ellerinizi baş üstünde parmaklarınızı birbirine kenetlemiş durumda yukarıya doğru gerdirin. Yukarıya doğru "Gerdirme" hareketi ile sırt bölgesinde, arka omuzlarda, göğüste, pazu ve ön kollarda hissedilir bir gerginlik oluşacaktır. Hareketi yavaş, kontrollü ve kaslarınızda tam gerginlik hissederek yapın.

2. DİRSEĞİNİZİ VÜCUT ARKASINA DOĞRU ESNETME

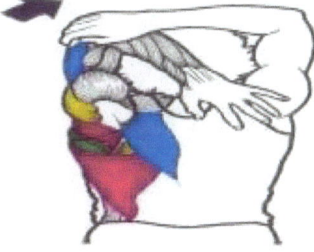

Bir kolunuzu baş yanına doğru ve paralel olarak kaldırın ve dirsekten arkaya doğru bükün. Bu durumda dirseğinizi başınızın yanında tutmak için diğer elinizle dirsekten kavrayarak sıkıca tutun. Sonra dirseğinizden tuttuğunuz kolunuzu diğer omuzunuzun yönüne doğru esnetin ve bu pozisyonda 30-60 saniye kadar kalın. Sonra diğer kolunuzla hareketi aynı şekilde tekrarlayın.

3. KOLLARINIZI ARKAYA GERDİRME

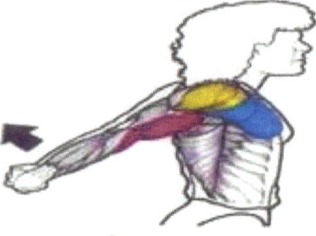

Kollarınızı vücut arkasına doğru, dirseklerinizi kırmadan uzatın ve ellerinizi birbirine kenetleyin. Bu durumda göğsünüzde, ön omuz kaslarında ve ön kollarınızda gerginlik sağlayarak, kollarınızı gövdeden uzaklaştırmaya çalışarak gerdirin ve devam edin.

4. GÖVDEYİ HER İKİ YANA BÜKME

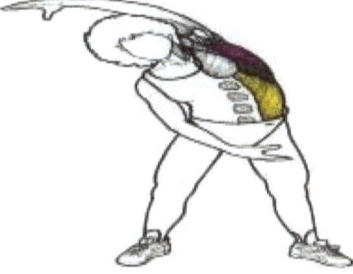

Ayaklarınızı omuz genişliği mesafesinde tutarak dizler hafifçe kırık ayakta durun. Bir kolunuzu başınıza paralel olacak şekilde yukarıya kaldırın ve başınızın yanından ayırmadan gövdenizi yana bükün. Bu sırada diğer kolunuz vücut önünde ve ters taraftaki bacağınıza doğru hareketlensin. Büküldüğünüzde gerginleşen kas gurubunda tam bir kasılma hissederek hareketi bu defa diğer tarafa doğru yapın ve birkaç kez devam edin.

5. KOLLARI HER İKİ YANA AÇARAK ARKAYA ESNETME

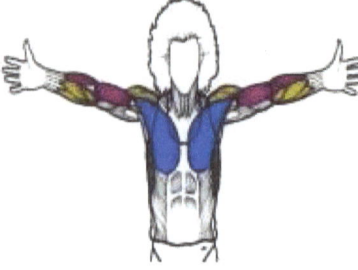

Kollarınızı gergin olarak her iki yana yere paralel olacak şekilde uzatınız. Avuç içleriniz karşı tarafa baksın. Bu durumda kollarınızı dirseklerinizi bükmeden arkaya doğru esnetin. Sırt ve omuz kaslarınız kasılarak gerginleşecektir. Bu şekilde hareketi birkaç kez tekrarlayın. Eğer ellerinizi avuç içleri arkaya bakacak şekilde çevirerek hareketi yaparsanız, bu defa üst ve alt kol kaslarınız da kasılarak gerdirilmiş olur.

6. OTURARAK GÖVDEYİ ÇAPRAZ GERDİRME

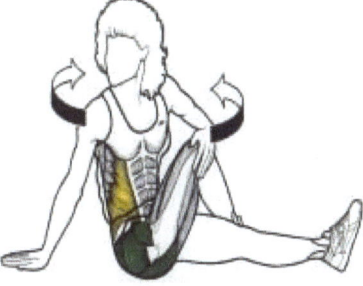

Yere oturarak sağ kolunuzu arka tarafa yere dayayın, sol bacağınızı gergin olarak uzatın ve sağ bacağınızı ve ayağınızı sol dizinizin dış tarafına yerleştirin. Sol elinizle bükülü durumda olan sağ dizinizi tutarak kendinize doğru yani sol tarafınıza doğru çekin ve başınızı yavaşça sağa, omuzunuza bakarak döndürün ve aynı zamanda gövdenizi de sağa doğru gerdirin. Bu hareket esnasında kalçanızda, bel yanınızda ve sırtınızın üst kısmında gerginlik ve kasılma hissedeceksiniz. Hareketi diğer tarafınız için de tekrarlayın.

7. OTURARAK BACAK VE SIRT GERDİRME

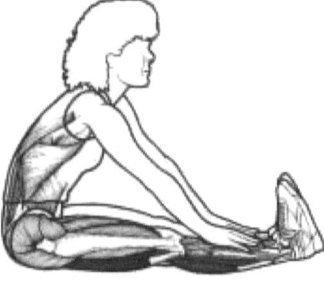

Yere oturarak bacaklarınızı, dizlerinizi kırmadan tamamen gergin olarak ileriye uzatın. Ayaklarınız tamamen birbirine bitişik ve parmak uçlarınız vücudunuza doğru gerdirilmiş olsun. Bu durumda sırt kaslarınızı gerdirerek kollarınızı öne, parmak uçlarınızı tutabilecek şekilde uzatın. Bu durumda öne veya arkaya vücut hareketi yapmadan, ayak uçlarınızı tutmak suretiyle öylece kalın. Bu durumda kalça kaslarını verimli olarak gerdirmek için ayak parmaklarınızı tutarak birkaç saniye gerginlik sağlayana kadar bekleyin. Hareket sırasında dizleriniz hiç bükülmesin. Bacak arkalarında ve sırtınızda yeterli gerginlik hissedene kadar devam edin.

8. BAĞDAŞ KURARAK BACAK ESNETME

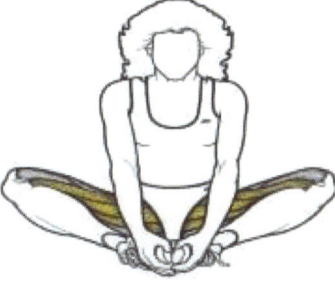

Bağdaş kurarak yere oturun ve ayak tabanlarınız ve parmak uçlarınız birbirine temas etsin. Ellerinizle ayak parmaklarınızdan tutarak yanlara açılmış olan dizlerinizi yere doğru esnetin. Dizlerinize ellerinizle veya dirseklerinizle hafifçe bastırarak da hareketin yapılmasına yardımcı olabilirsiniz. Hareket kalça ve iç bacak kaslarını etkileyecektir.

9. AYAKTA ARKAYA DOĞRU BACAK GERDİRME

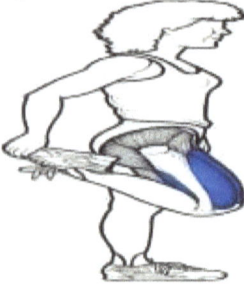

Ayakta bir bacağınızı arkaya doğru ayak uçlarından tutup, geriye doğru bükerek topuğunuz kalçanıza yanaşıncaya kadar yavaşça çekin. Eğer bacak kaslarınızda yeterli bir gerginlik hissetmiyorsanız, ayağınızı daha yukarıya doğru bükmeye çalışın. Aynı şekilde diğer bacağınızla hareketi tekrarlayın.

10. YERDE GERİYE DOĞRU VÜCUT ESNETME

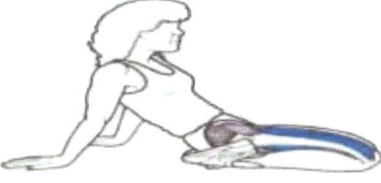

Dizlerinizi bükerek yere oturun. Her iki kolunuzu vücut arkasında ileriye doğru vücudunuzu desteklemek için elleriniz yere tamamen yapışana kadar yerleştirin.
(Elleriniz kalçaya da konabilir) Bu durumda vücudunuzu kontrollü ve yavaşça arkaya doğru esnetin ve üst bacaklarınızda tamamen bir gerginlik oluncaya kadar esnetmeye devam edin.

11. ÖNE DOĞRU VÜCUT ESNETME

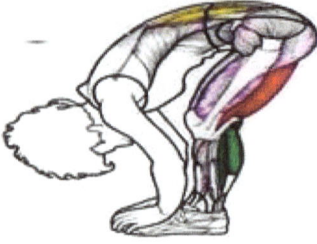

Omuz genişliği mesafesinde ayak açıklığı olmak üzere ayakta durun. Dizleriniz hafifçe kırık olsun. Bu durumda yavaşça öne doğru eğilip ayak uçlarından tutarak başınızı dizlerinize doğru yanaştırmaya çalışın ve en yakın pozisyonda hareketi sabitleştirin. Bu durumda arka bacak, alt sırt ve baldır kaslarında tam bir gerginlik hissedene kadar bekleyin ve yavaşça doğrularak hareketi bitirin.

12. AYAKTA BALDIR GERDİRME

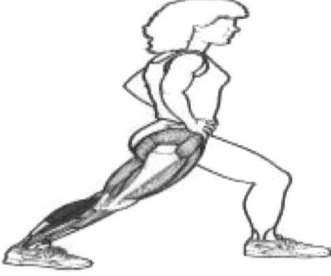

Ayakta elleriniz belin her iki yanında olmak üzere durun. Bir bacağınızı 1 metre kadar ileriye koyun ve arkada kalan bacağınızı diğerinden 30 cm. kadar içe doğru alıp, baldır kasınızı gerdirerek sabitleştirin ve kasınızda gerginlik hissedene kadar öyle kalın. Sonra diğer bacağınızla aynı şekilde tekrarlayın.

MİDE VE BEL PROGRAMI UYGULAMASI
BAŞLANGIÇ VE ORTA SEVİYE PROGRAM EGZERSİZLERİ

A. ALT MİDE EGZERSİZLERİ

1. Oturarak Dizleri Karna Çekme (Seated Knee Up)

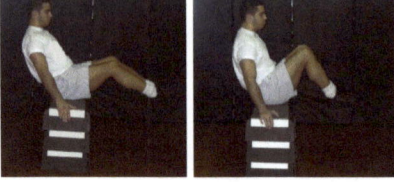

Birkaç tane üst üste konmuş step platformu, bir sandalye veya bir sıranın kenarına oturarak bacaklarınızı boşluğa sarkıtın, oturduğunuz yerin kenarlarından ellerinizle sıkıca kavrayın ve vücudunuza arkaya doğru hafifçe meyil verin.

Elleriniz vücudunuza destek olsun. Bu durumda dizlerinizi göğsünüze doğru kontrollü ve yavaşça, nefes vererek çekin ve tekrar başlangıç durumuna nefes alarak dönün. Hareket sırasında bacaklarınızı birbirinden ayırmayın ve gövdeniz sabit kalsın. Bu egzersiz göbek, yani alt karın bölgesini çok etkili çalıştırır.

2. Ters Yöne Mide Sıkıştırması-Ters mekik (Reverse Crunch)

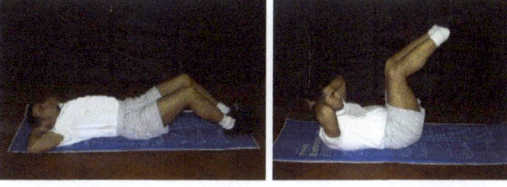

Sırtüstü yatarak ellerinizi baş arkasında kenetleyin. Bacaklarınızı, dizleriniz birbirine bitişik ve hafifçe kırık pozisyonda yerden kaldırın ve dizleriniz göğsünüze yaklaşıncaya kadar kontrollü ve yavaş tempoyla kaldırın ve tekrar başlangıç durumuna dönerek harekete devam edin, fakat ayaklarınız yere değmesin. Ayaklarınızı kaldırırken nefes verin, indirirken alın. Bu egzersiz hem göbek, yani alt hem de orta kısım (mide) kaslarını çalıştırır.

B. BEL YANLARI EGZERSİZLERİ

1. Yana Çakı hareketi (Side Jacknife)

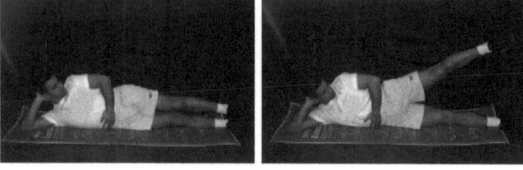

Yere, sağ tarafınıza yatarak uzanın ve sağ elinizi belinizin (Oblique dış, yan bel kası) üzerine koyun. Sol elinizle başınızı kavrayın ve sol bacağınız tamamen sağ bacağınızın üzerinde olsun. Bu konumda sol bacağınızı kırmadan mümkün olduğu yukarı kaldırmaya çalışırken aynı anda gövdenizi de kaldırarak bacağınıza doğru yaklaştırın ve başlangıç pozisyonuna, kontrollü ve yavaşça inerek tekrar harekete devam edin. Aynı şekil ve tekrar sayısıyla diğer bel kısmınız için hareketinizi yapın. Bu egzersiz bel yanlarını çalıştırır ve inceltir.

2. Çapraz Mide Sıkıştırması (Cross Body Crunch)

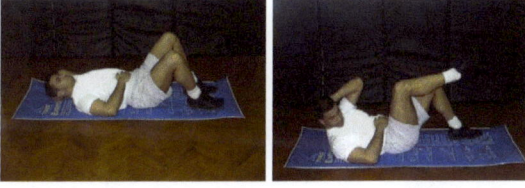

Sırtüstü yere yatın ve bacaklarınız yerle 60°'lik açı yaparak ayak tabanlarınız tamamen yere bassın. Bu durumda, sol elinizle başınızın arkasından tutun ve sağ eliniz karnınızın üzerinde olsun. Gövdenizi yerden kaldırarak sol dirseğiniz iyice sağ tarafınıza yaklaşıncaya kadar çapraz olarak bükülün ve aynı anda sağ bacağınızı da bükerek sol dirseğinize doğru çekin, birkaç saniye bekleyin ve yavaşça başlangıç pozisyonuna dönerek hareketi devam ettirin. Aynı hareketi bu defa diğer tarafınız için aynı tekrar sayısıyla yapın. Bu egzersiz hem orta hem de yan bel kaslarını çalıştırır.

C. ÜST MİDE EGZERSİZLERİ

1. Ayaklar Çapraz ve Yukarıda Mide Sıkıştırması (Tuck Crunch)

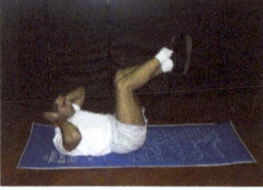

Yere sırtüstü uzanın ve bacaklarınızı birbirine çapraz olarak kenetleyerek havaya kaldırın, elleriniz ise başınızın arkasında kenetlenmiş olsun. Bu durumda gövdenizi, mide kaslarında tam bir kasılma hissedecek şekilde yerden kaldırın birkaç saniye bekleyin ve tekrar kontrollü olarak yere indirerek devam edin. Kasılmayı midenizde mutlaka hissenin.

2. Ayaklar Yerde 60° Mide Sıkıştırması (Thig Slide Crunch)

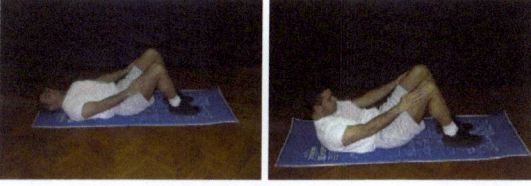

Yere sırtüstü uzanın, bacaklarınız birbirine bitişik ve yerle 60°lik bir açı yapsın ve ayaklarınız tamamen yerde olsun. Bu durumda elleriniz dizlerinizin üzerinde kalarak, omuzlarınızı yerden kaldırmak suretiyle ve gövdenizi mümkün olduğu kadar dizlerinize yakınlaşarak ve midenizde tam bir kasılma sağlayarak hareketi devam ettirin.

3. Her İki Yöne Çapraz Mide Sıkıştırması (Reach – Catch)

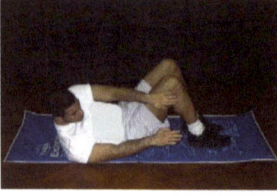

Yere sırtüstü ve dizleriniz kırık ve ayaklarınız tamamen yerde olarak yatın. Bacaklarınız arasında yaklaşık iki ayak boyu mesafe olsun. Bu konumda kollarınızı öne uzatarak gövdenizi bir sağa ve bir sola doğru kollarınızla birlikte kaldırarak ve mide kaslarınızda tam bir kasılma hissederek hareketi yapın.

4. Normal Mide Sıkıştırması – (Crunch)

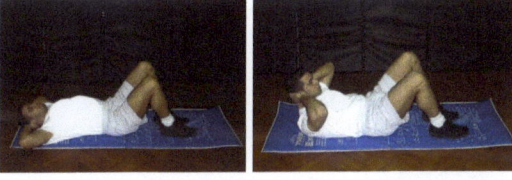

Yere sırtüstü uzanın ve bacaklarınız yerle 60°lik açı yapsın, ayaklarınız arasındaki mesafe ise omuz genişliği kadar olsun. Bu durumda elleriniz baş arkasında kalsın ve başınıza baskı yapmadan omuzlarınızı yerden kaldırarak mide kaslarınızı sıkıştırın ve o pozisyonda birkaç saniye bekleyerek başlangıç durumuna dönün ve devam edin.

İLERİ PROGRAM AÇIKLAMALARI VE EGZERSİZLERİ

Orta programın tümünü rahatlıkla yapmaya başladığınızda, çalışmanıza aşağıdaki esasları uygulayarak ileri programla devam edin:

1. Isınma (Streching) bölümündeki tüm hareketleri yapın.
2. Hem alt hem üst ve hem de bel yanlarını kesinlikle beraber çalışın.
3. Her bölge için 1-2 hareket seçin.
4. Her hareketi 2-3 set yapın, fakat toplam 12 setle sınırlı kalın.
5. Diğer çalışma gününde farklı egzersizlerden karma bir çalışma yapın.
6. Çalışırken egzersizler çalıştırdığınız bölgede tam bir gerginlik oluştursun.
7. Eğer mide kaslarının kalınlaşmasını ve daha güçlenmesini arzu ederseniz, çalışma anında göğsünüze bir ağırlık plakası alarak yükleme yapabilirsiniz. Fakat tekrar sayısı 10-15 arasında kalmalıdır. Tekrar sayısının çok olması şekil ve dayanıklılık amacıyla yapılır.
8. Tüm hareketlerde egzersiz boyunca mide kaslarında tam bir kasılma ve yanma hissi olsun.
9. Set aralarında 15-20 saniye dinlenin.
10. Önce 20 tekrarla başlayın, sonra daha zorlandığınız bir hareketle devam ederek, gittikçe dinlenme sürenizi kısaltın.
11. Soğuma (Streching) hareketlerini daha kısa süreli ve daha az tekrarlı olarak mutlaka yapın.

Başlangıçta çalışmalarınız, yapacağınız hareket sayısının az olmasından dolayı yaklaşık 20 dakika kadar sürecektir. Hareket sayısı arttıkça, programdan en fazla yararı sağlamanız için çalışma sürenizi yaklaşık 40 dakikaya kadar çıkarmalısınız.

EGZERSİZLER

A. ALT MİDE (KARIN) EGZERSİZLERİ

1 Yukarıya Doğru Kalça Yükseltme (Hip Thrust)

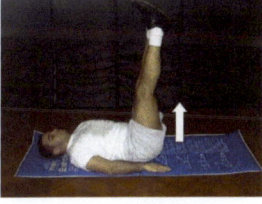

Yere sırtüstü uzanın ve bacaklarınızı gergin olarak havaya kaldırın, ellerinizi ise vücudunuzun her iki tarafına tamamen yere yapışacak şekilde yerleştirin. Bu konumda mide kaslarınızı kullanarak ve kasarak, kalçalarınızı yukarıya doğru kaldırmaya çalışın. Hareket devamınca bacaklarınızın durumu hiç değişmesin ve hareketi kontrollü olarak yavaşça yapın ve devam edin. Hareket alanı sınırlı olduğundan azami faydayı sağlayabilmek için tam konsantrasyon sağlayın ve kasılı durumda birkaç saniye bekleyin.

2. Bacak ve Kalça Kaldırma (Bent – Leg Hip Raise)

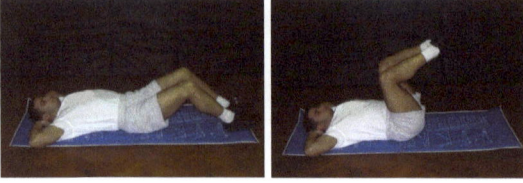

Yere sırtüstü uzanın, bacaklarınız dizlerden bükülmüş olarak yere bassın. Sağ eliniz baş arkasında ve sol eliniz de midenizin üzerinde olsun. Bu durumda bacaklarınızı yerden kaldırarak göğsünüze doğru yavaş ve kontrollü olarak çekin ve aynı şekilde aşağıya başlangıç durumuna ayaklarınızı yere değdirmeden gelin ve harekete devam edin.

B. BEL YANLARI EGZERSİZLERİ:

1.Yana Bacak ve Gövde Kaldırma (Side Leg Raise)

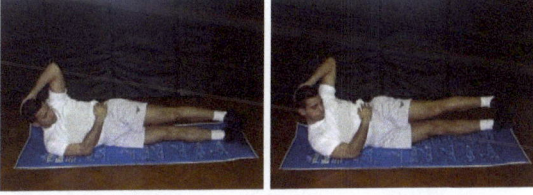

Yere vücudunuzun yan tarafı gelecek şekilde uzanın. Bir elinizle başınızın arkasından tutun, diğer eliniz ise diğer taraftaki belinizin üstünde olsun. Bu arada vücudunuza destek olan kolunuzu yere iyice sabitleştirin. Bu konumda aynı anda hem gövdenizi yana doğru hem de birbirine bitişik durumda olan bacaklarınızı kaldırın ve birkaç saniye bekleterek tekrar yavaşça başlangıç konumuna gelin. Hareketi her iki taraf için tekrarlayın.

2. Bel Yanı Sıkıştırması (Oblique Crunch)

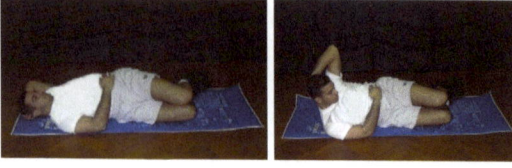

Yere sırtüstü uzanın, kalça ve bacaklarınızı kıvrık olarak sağ tarafa döndürün ve sol eliniz baş arkasında diğer eliniz uzak taraftaki bel yanı üzerinde ve sol ayağınız da sağ ayağınız üzerinde olsun. Bu durumda omuz ve gövdenizi yerden mümkün olduğu kadar çok kaldırarak hareketi yapın ve kontrollü, yavaş olarak tekrar başlangıç durumuna dönün. Diğer tarafınız için hareketi aynı şekil ve tekrar sayısıyla yapın.

C. ÜST MİDE EGZERSİZLERİ

1. Kollar Baş Arkasında Mide Sıkıştırması (Arms-Overhead Crunch)

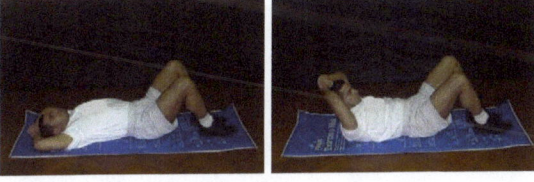

Yere sırtüstü yatın, bacaklarınız yerle 60°' lik bir açı yapsın. Elleriniz ise başınızın üzerinde kenetlenmiş olarak dursun. Bu konumda ellerinizi başınız üzerinden hiç çekmeden omuzlarınızı ve gövdenizi yerden kaldırın ve mide kaslarında tam bir kasılma hissedene kadar birkaç saniye bekleyin ve sonra yavaşça başlangıç durumuna dönün.

2. Bacaklar Yukarıda Mide Sıkıştırması (Straight-Leg Crunch)

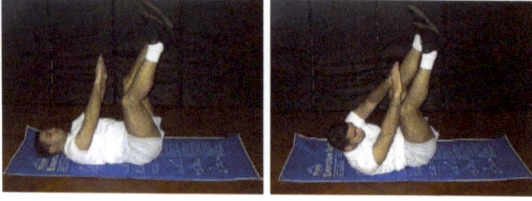

Yere sırtüstü uzanın ve bacaklarınızı havaya kaldırın, ayaklarınız arasındaki mesafe yaklaşık omuz genişliğinde olsun. Bu konumda, bacaklar sabit kalarak, öne doğru uzatılmış ellerinizin de yardımıyla gövdenizi dizlerinize doğru kaldırın, tam kasılma hissedene kadar birkaç saniye bekleyin ve yavaşça harekete devam edin. Hareket esnasında elleriniz önde birleştirilmiş olarak kalsın.

D. BEL VE KARIN ESNETMESİ

1. Kobra Hareketi

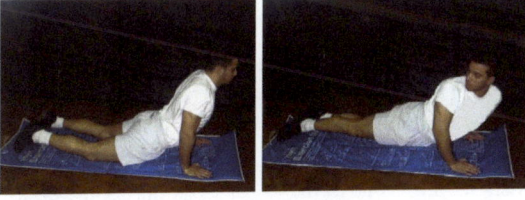

Yüzüstü yere uzanın ve yerde şınav vaziyeti alın. Ayak burunlarınız ve dizleriniz tamamen yerde kalsın.

Kollarınız arasındaki mesafe omuz genişliği kadar olsun ve elleriniz yere tamamen yapışsın.. Bu durumda yerden kaldırmaya çalıştığınız gövdenizi, başınızı arkaya doğru çevirmek ve yana dönmek istiyormuşçasına gerdirerek gerdirmeye çalışın ve birkaç saniye o konumda kalın sonra hareketi diğer tarafınız için tekrarlayın.

2. Dizleri Göğse Çekme

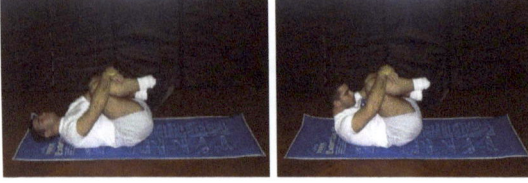

Yere sırtüstü yatın ve dizlerinizi kollarınızla tamamen sararak göğsünüze doğru çekin ve orada sabitleştirin. Bu durumda gövdenizi de yerden kaldırmaya çalışarak dizlerinize doğru çekin ve o konumda 10 saniye kalarak tam bir kasılma sağlayın ve sonra normale dönerek hareketi tekrarlayın.

Midenizi Düzleştirin Programına ilk başladığınızda birbirini takip eden egzersiz ve dinlenme günleri düzeniyle haftada 3 kez çalışma yapın. Rutin bir program belirleyin ve buna kesinlikle uyun ve egzersizleri hayatınızın bir parçası hatta bir yaşam tarzı haline getirin. Göreceksiniz her şey çok farklı ve istediğiniz gibi olacak.

Programınızı bir süre için bıraktığınızda tekrar başa dönün ve başlangıç programından başlayarak tekrar yavaş yavaş önce orta ve daha sonra da ileri programa geçin. Vücudunuzun sadece 72 saat içinde gücünü ve dayanıklılığını kaybettiğini unutmayın ! Bu nedenle programınız ve çalışmalarınıza bir kez başladığınızda kararlı bir şekilde hedefinize ulaşmak için yarıda bırakmayın.

PROGRAMIN TEMEL KURALLARI

1. Bu programa veya diğer bir egzersiz programına başlamadan önce doktorunuzla görüşmelisiniz.
2. Düzenli egzersiz yapamıyorsanız veya hareketlerinizi etkileyen bir rahatsızlığınız varsa doktorunuza danışarak bu program içinde sizin için en uygun olan egzersizleri belirleyin.
3. Hareketlerinizi engellemeyecek rahat giysiler kullanın.
4. Koşu ayakkabısı veya ayak bileğinize, dizinize veya sırtınıza gelen darbeleri yumuşatacak olan sıkı destekli ayakkabıları tercih edin.
5. Egzersiz yaparken normal durumunuzdaki gibi nefes alın. Nefesinizi tutmayın. Kontrol ederek veya zorlanarak nefes almaya çalışmayın.
6. Hareket yönünüzü değiştirmeden önce kısa bir süre durarak başınızın dönmesine engel olun.
7. Başınız döndüğünde veya mideniz bulandığında egzersiz yapmayı bırakın.
8. Egzersiz talimatlarında belirtilen sayıda hareket tekrarını veya daha az tekrarı başlangıçta yavaş olarak yapın. Daha sonra çalışmalar ilerledikçe tekrar sayısını arttırın.
9. Egzersiz yapmadan iki saat evvel hazmı kolay ve orta ağırlıkta yemek yiyin. Aksi halde bulantı olur.
10. Belli bir rutin oluşturmak üzere programınızı her çalışma gününde aynı saatte uygulayın. Egzersizlerin saati önemli değildir. Size en uygun gelen saati seçin ve rutin programınıza sıkı sıkıya uyun.
11. Her gün gücünüzün ve direncinizin aynı performansı göstereceğini düşünmeyin. Bazı günler kendinizi daha farklı hissedersiniz. Bu doğaldır.
12. Kendinizi aşırı bir şekilde zorlayarak, sakatlık ve yaralanmalara sebebiyet vermeyiniz.
13. Programınız süresince nabzınızı kontrol ederek hedeflenen kalp atım sayısına ulaşın ve kalbinizin durumunu yakından izleyin. Stres, burkulma ve yaralanma belirtilerini de kontrol edin.
14. Kullanmadığınız kaslarınızı çalıştırdığınızdan dolayı kısa bir süre ağrılar çekebilirsiniz. Bu geçicidir.
15. Bu çalışma programınızı mümkün olduğunca çok fiziksel aktivite ile destekleyin.
16. Egzersizleri aynı açıklandığı şekilde, dikkatli, kontrollü ve tam konsantrasyon halinde uygulayın.
17. Yerdeki egzersizleri yaparken kuyruk sokumu kemiğinin zedelenmemesi için, minder, kalın halı katlanmış havlu üzerinde çalışabilirsiniz.
18. Bütün egzersiz programlarında olduğu gibi başlamadan önce doktorunuza danışmalısınız. Aşırı şişmanlık, şeker hastalığı benzeri özel sorunlarınız, özel bir hastalığınız olması ya da çok miktarda sigara veya içki kullanmanız durumunda hareketlere başlamadan önce bu plânları tam olarak doktorunuzla görüşmeniz gereklidir.

BAYANLAR İÇİN MİDE VE BEL EGZERSİZLERİ – VÜCUDUNUZUN VİTRİNİ

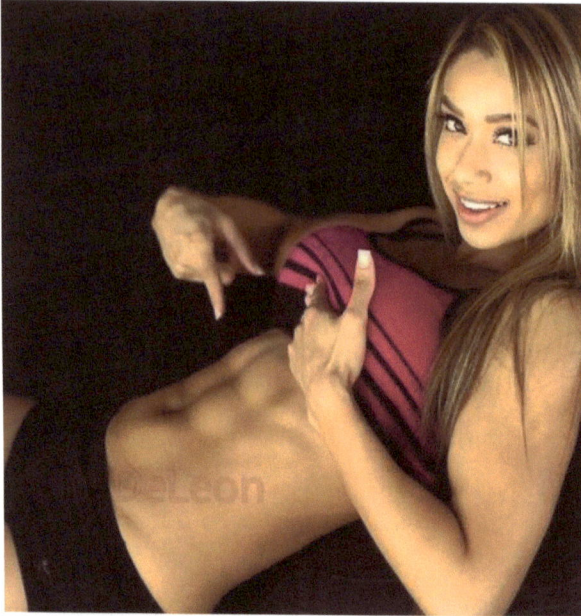

Mide ve Bel Programındaki egzersizler hem baylar hem de bayanlar için aynı oranda ve şekilde uygulanabilirler.

Bu programa ilâve olarak bayanlar, ikinci alternatif olarak uygulayabilecekleri aşağıda tümüyle hareket bilimi esaslarına göre açıklamalarını ve çizimlerini verdiğim programı da, mide düzleştirme programından sonra dönüşümlü olarak çalışabilirler.

Öyle ki bu her iki program hem erkekler ve hem de kadınlar tarafından değişik dönemlerde uygulanarak, daha farklı ve kesin neticeler elde edilebilir. Bu uygulama, hareketlerden bıkmayı engellediği gibi, kasları değişik bölgeler ve açılarla çalıştırdığından, oldukça fayda sağlayıp, çalışmaların daha zevkli uygulamasını gerçekleştirmektedir. Bu duruma göre, her iki programı da değişik ve birbiri ardına gelen zamanlarda uygulamak başarınızı daha da pekiştirecektir.

BAYAN ANATOMİ

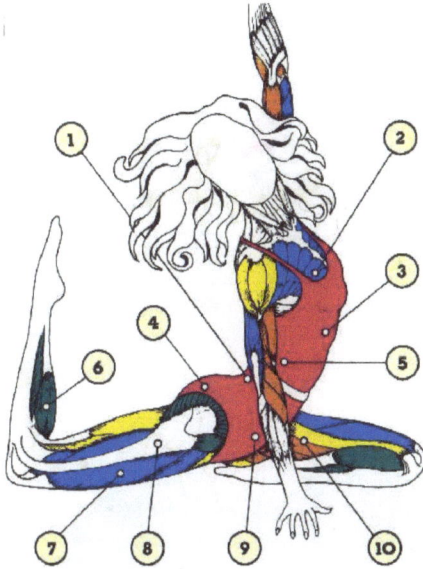

1. LOWER BACK	6. CALVES
2. CHEST	7. QUADRICEPS
3. ABDOMINAL	8. FEMUR (BACAK KEMİĞİ)
4. GLUTEUS	9. ABDOMINAL – ALT-KARIN
5. BICEPS	10. ADDUCTOR (İÇ BACAK)

EN ETKİLİ EGZERSİZLER

1. MİDE SIKIŞTIRMASI – CRUNCH

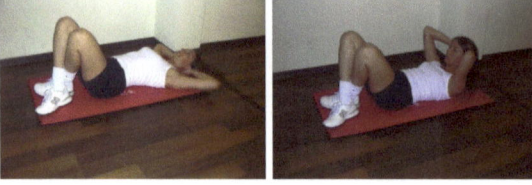

Resimde görüldüğü gibi sırtüstü yere uzanın. Ayak tabanlarınız tamamen yere bassın, bacaklarınız ve dizler gövde 90°' lik bir açı oluştursun. Eller birbirine kenetlenmiş durumda baş arkasında imkân göğsün üzerinde birleştirilsin. Bu durumda nefes vererek mide kaslarınızı kasarak öne doğru ve belinizi yerden kaldırmadan gövdenizi bükmeye çalışın, fakat çok fazla öne gelmeden ve belinizi zorlamadan, tekrar başlangıç durumuna doğru sırtınız tekrar yere temas edinceye kadar yavaşça geri gidin.

Hareket esnasında ellerinizle başınıza veya ensenize baskı yapmayın. 10 tekrar ile başlayın ve 1 ay içinde kontrollü ve yavaş uygulamak koşuluyla 40 tekrara kadar çıkın.

2. DİRSEK VE DİZLERİNİZİ ÇAPRAZ BİRLEŞTİRME – ALTERNATIVE KNEE RAISE

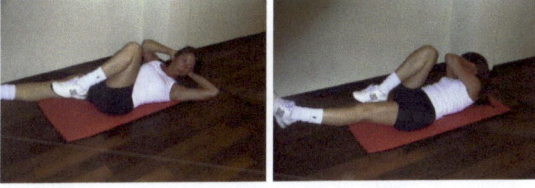

Sırtüstü yere uzanın, resimde görüldüğü gibi baş arkasında birleştirdiğiniz kollarınızla, yerden kaldırarak büktüğünüz bacaklarınızı (dirsekler ve dizleriniz) sağ bacağınız sol dirseğinize ve sol bacağınız sağ dirseğinize gelecek şekilde çapraz olarak çekerek hareketi yapın. Yani hem gövde hem de bacaklarınız çapraz olarak sağ sol hareketi yapacaktır.

10 tekrarla başlayın 1 ay içinde 30 tekrara kadar çıkın. Bu hareket hem üst mide, hem alt mide (karın) ve hem de bel yanlarını çalıştırır.

3.YATARAK İKİ YANA HAREKET – LYING BODY SIDE TO SIDE EXTENSION

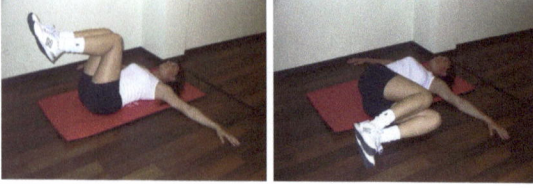

Yere sırtüstü yatın ve kollarınızı her iki tarafa yere sıkıca yapışacak şekilde uzatın ve gövdeyi yere sabitleştirin. Bacaklarınızı birbirine iyice yapıştırarak dizleriniz bükerek karna doğru çekin. Bu konumda bütünleşmiş olan bacak ve kalçalarınızı her iki yana doğru hareket ettirin. Fakat bacaklarınız her iki yana yavaşça indirilirken yere temas etmesin.

Her iki taraf için 10 tekrar yapın, daha sonra tekrar sayısını yavaş yavaş arttırarak ay içinde 30 tekrara kadar çıkın. Hareket Dış Bel – External Oblique – kaslarını çalıştırır.

4. MEKİK – SIT-UP

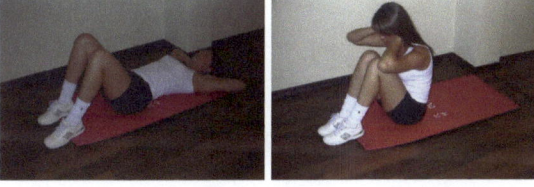

Bacaklar kırık olarak yere uzanın ve kollarınız baş arkasında veya göğüs üzerinde olsun. Mide kaslarınızı kasarak, gövdenizi, dirsekleriniz dizlerinize dokununcaya kadar, nefes vererek yavaş ve kontrollü olarak kaldırın. Bu sırada çeneniz göğsünüzün üzerinde basılı olarak kalsın. Tekrar yavaşça kontrollü olarak arkaya doğru gidin. Eğer bu hareket başlangıçta zor gelirse, harekete alışana kadar diğer hareketlerle kuvvetlenip sonra bu hareketi yaparsınız.

Harekete 5 tekrarla başlayın ve zaman içinde 30 tekrara yükseltin. Orta mide kasları etkili olarak çalışır.

5.YATARAK GÖVDE BÜKME – CURL UP

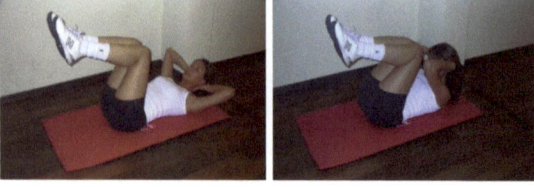

Sırtüstü yere yatın. Kollarınız baş arkasında kenetlensin. Bacaklarınız bükülerek gövdenizle 90°' lik bir açı yapsın. Bu başlangıç durumunda gövdenizi yerden kaldırarak hem dirseklerinizi hem de dizlerinizi birbirine yaklaştırın ve yavaşça tekrar başlangıç durumuna dönün. Hareket esnasında mide kaslarınızın gerginliğini ve kasılmasını sağlayın.

Hem orta hem de alt mide kaslarını çalıştıran bir harekettir.

Başlangıçta 15 tekrar, daha sonraları 30 tekrar yapmaya çalışın.

6. İKİ YANA EĞİLME – SIDE BEND

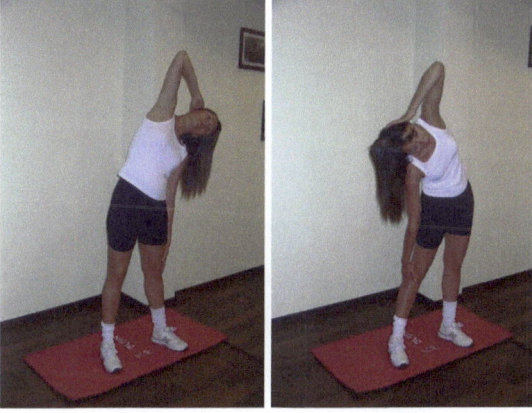

Ayaklarınız arasındaki mesafe omuz genişliği kadar olacak şekilde ayakta durun ve bir eliniz baş arkasında veya iki eliniz vücut yanında aşağıda kalsın. Bu durumda vücudunuzu sağ tarafınız doğru ve sol bel kaslarında tam bir gerginlik hissedinceye kadar bükün. Tekrar başlangıç durumuna dönün ve aynı şekilde hareketi sol tarafınıza bükülerek yapın. Veya hareketi bir sağa-bir sola uygulayarak da yapabilirsiniz.

Hareketi her iki taraf için 20' şer tekrar yapın, daha sonra 50 tekrara çıkın. Bel yanlarını çalıştıran ve beli incelten bir harekettir.

7. DİZLERİ GÖĞÜSE DOĞRU BÜKME – KNEE CURL

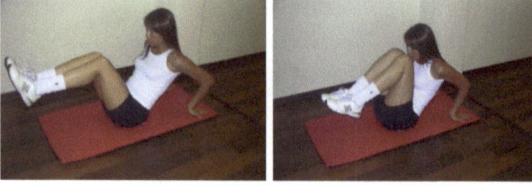

Yere oturun ve iki kolunuzu arka tarafa yere koyarak elleriniz yere yapışacak şekilde vücudunuzu destekleyin. Dizleriniz birbirine bitişik ve hafifçe kıvrılmış olarak olarak bacaklarınızı yerden kaldırın. Bu durumda bacaklarınızı göğsünüze doğru kontrollü olarak çekin. Hareket esnasında karın kaslarınızın kasılmasına dikkat edin. Başlangıç durumuna yavaşça ve kontrollü olarak dönün ve harekete devam edin.

Alt karın kaslarınızı çalıştıran bir harekettir. Başlangıçta pek fazla zorlanmadan yapabildiğiniz kadar yapın, daha sonra 30 tekrara kadar çıkın.

8. YATARAK PEDAL ÇEVİRME HAREKETİ – LYING BIKE EXERCISE

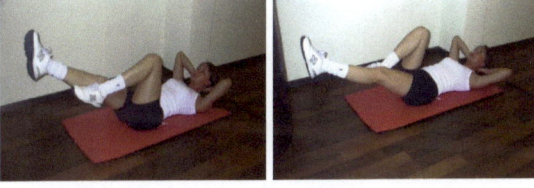

Yere sırtüstü yatarak ellerinizi başınızın arkasında birleştirin ve omuzlarınızı hafifçe yerden kaldırın ve aynı anda bir bacağınızı bükerek göğsünüze doğru çekin, kontrollü ve yavaşça bacağınızı geri indirirken diğerini göğsünüze doğru çekin ve harekete devam edin. Başlangıçta yapabildiğiniz kadar tekrar yapın, fakat daha sonra 30 tekrara çıkın.

9. GÖVDEYİ "V" FORMUNA GETİRMEK – V-UP

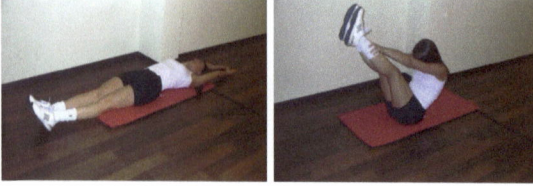

Yere sırt üstü yatarak bacaklarınızı öne doğru gergin bir şekilde uzatın. Aynı şekilde de kollarınızı baş arkasına doğru iki kol birbirine paralel olacak şekilde uzatın. Aynı anda hem kollarınızı hem de bacaklarınızı kırmadan gergin durumda yerden kaldırarak ellerinizle ayak bileklerinize dokunarak gövdenizle bir "V" harfi yapın. Sonra tekrar yavaş ve kontrollü olarak başlangıç konumuna dönün ve yine tekrarlayarak harekete devam edin. Başlangıçta hareketi tam bir koordinasyon halinde yapabilmek oldukça zordur. Fakat harekete alışıp, kuvvetlendikçe yapabildiğiniz azami tekrardan 30 tekrara kadar çıkabilirsiniz. Hem orta mide hem de alt mide (karın) kaslarını forma sokar.

10. YATARAK AYAKLAR YUKARIDA MİDE SIKIŞTIRMASI – LYING CRUNCH

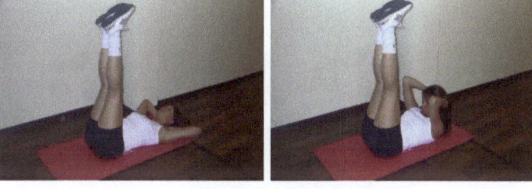

Yere sırtüstü uzanın ve ellerinizi baş arkasında birleştirerek, omuzlarınızı yerden kesin. Aynı zamanda bacaklarınız da birbirine paralel olarak ve gergin bir durumda vücudunla 90 derecelik bir açı yapacak şekilde havaya kaldırılmış olsun. Bu durumda gövdenizi mide kaslarınızı kasarak, bacaklarınıza doğru kaldırarak, dirsekleriniz dizlerinize iyice yaklaşana dek kaldırın. Başlangıç için 15 tekrar yapın, daha sonra 50 tekrara çıkın. Orta mide kasları etkili bir şekilde çalışmaktadır.

FORMDA VE ÇEKİCİ BİR VÜCUDA SAHİP OLMANIN VERDİĞİ ÖZGÜVENİ
BAŞKA HİÇ BİRŞEYLE SAĞLAYAMAZSINIZ

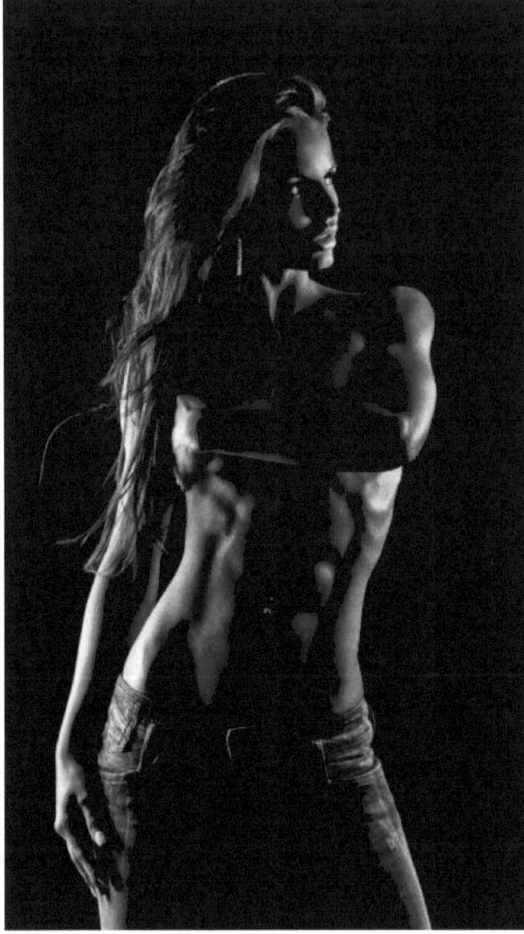

BÖLÜM 5

MİDE VE KARIN KASLARININ ATLETİK PERFORMANS ÜZERİNDEKİ ETKİLERİ

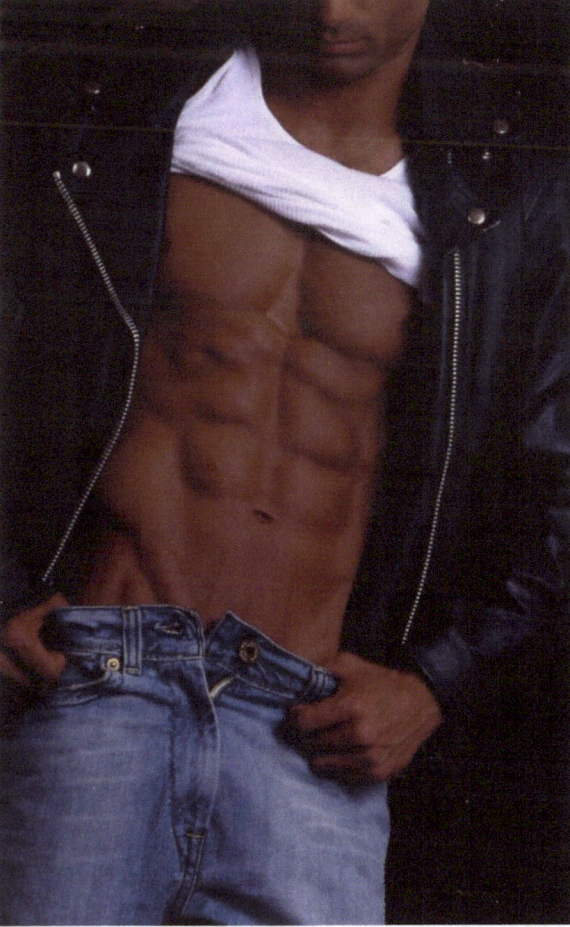

Performansın artırılması ve sakatlanmaların önlenmesi
Vücudumuzun Güç Merkezi

Hiç kuşku yok ki, çok belirgin hatlara sahip bir vücut, görsel ve estetik açıdan baktığımızda plajda bütün gözlerin size çevrilmesine yol açacaktır, ama eğer aktif spor yapıyor ve bu nedenle yüksek performansta bir fiziğe sahip olmak istiyorsanız, o zaman yalnızca vücudunuzun orta kesimini çok iyi geliştirmiş olmakla, alacağınız mesafenin yarısını kat etmiş ve daha başarılı neticeler almış olursunuz. Aynı şekilde sırtınızın alt kısmını da unutmamalısınız; karın kaslarınız ile birlikte bu sizin atletik performansınız için gerçek güç merkezinizi oluşturur.

Mide Düzleştirme Programınızla birlikte, yaptığınız sportif faaliyetin performansını artırmak istiyorsanız, alt sırt ağrılarından şikayetçi olan milyonlarca kişiden biri olmak istemiyorsanız ve yalnızca çömelme veya ağırlık hareketleri gibi vücut yapan egzersizlerden daha olumlu sonuç almak istiyorsanız, egzersiz yaptığınız çalışmalarda çekirdek egzersiz esaslarını uygulamalısınız.

Atletlerin çoğunluğu, yanlış bir uygulama ile yaptıkları sporun en ön plânda gerektirdiği vücut bölgesi üzerine ağırlık veriyorlar. Örneğin, yaptığınız spor, ağırlıklı olarak atma, vurma veya fırlatma hareketini içeriyorsa, o zaman vücudun üst kısmı için dayanıklılık egzersizlerine ağırlık verilir.

Böyle durumlarda vücudun alt kısmı ikinci plânda düşünülür ve eğer zaman kalırsa, karın kesimi üzerinde durulur. Oysa ki her türlü atletik hareketler ya çekirdek ile bağlantılı veya oradan kaynaklanmaktadır, bu nedenle herhangi bir egzersiz programının esas olarak mide, karın ve alt sırt kasları üzerinde odaklaşması gerekmektedir.

Mutlaka şu çok bilinen deyişi duymuşsunuzdur: "Bir zincir, ancak en zayıf halkası kadar kuvvetlidir." Bir çok atlet için ne en zayıf halka, vücudun güç merkezinin en hayatî kısmıdır. Tenis raketi ile en iyi düz ve ters vuruşlar, MMA ve tüm mücadele sporlarında ve futboldaki bütün temel hareketler, tüm sportif aktivitelerdeki teknik hareketler hatta golf hareketleri, beyzbol, hokey vuruşları bile ; hepsi mide ve karın kesimi tarafından denetlenmektedir.

Güçlü bir mide ve karın bölgesi size çok daha kapsamlı bir hareket serbestisi ve daha fazla güç sağlar, gereksiz ilâve hareket yapmanızı önler ve her şeyden önemlisi, daha verimli bir hareket yapmanıza imkân vererek enerjinizi gereksiz yere tüketmenizi önler.

Enerjinizi kanalize edebilir hale geldikten sonra ancak o zaman sahip olduğunuz olağanüstü fiziksel potansiyelinizin farkına varır ve bu şekilde herhangi bir zorlanma veya sakatlanmadan sakınmış olursunuz. Hatta genel sağlık ve zindelik açısından bile evvelki bölümde değindiğim gibi mide, karın ve alt sırt kasları hayatî derecede önemlidir.

Bunlar vücudun duruşunu kontrol eder, alt omurganızın istikrarlı olmasını ve tüm vücut dengesini sağlar. Mide ve karın kaslarını, ister mide düzleştirme programı çerçevesi içinde, ister atletik performansınızı en üst seviyeye çıkarmak için düzenli olarak çalıştırın, her iki amaç için de bu kesimin birinci plânda genel sağlığınız bakımından hayatî önemi vardır.

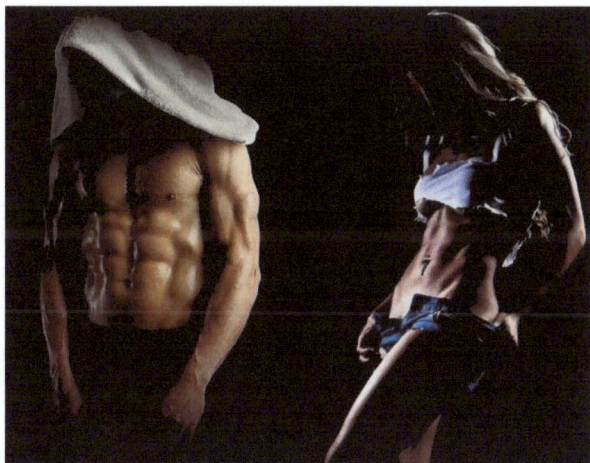

KONU HAKKINDA ARAŞTIRMACILARIN GÖRÜŞLERİ VE SON GELİŞMELER

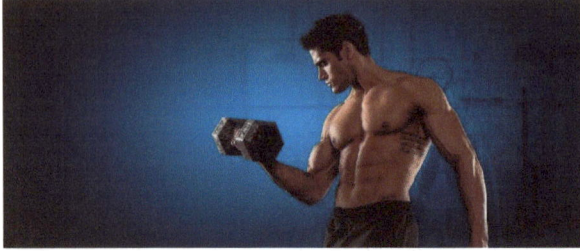

Bilimsel çalışmalar, uzun zamandan beri mide ve karın kesiminin sağlamlığı ile atletik performans arasındaki ilişkinin önemini vurgulamaktadır. B. Shaffer ve meslektaşlarının, en basitiyle bir beyzbol vuruşu üzerinde yaptıkları incelemeler sırasında, omurga kasları ve mide, oblique kaslarının, topa vuruş ve sonrasında azamî seviyede faaliyet göstermekte olduğunu ortaya koymuşlardır.

Yapılan araştırma sonucuna göre; "Gövde kaslarındaki kas faaliyetleri, sırt ve mide bölgesinde bir denge ve rotasyon çalışması gerektirdiğini, bunun soncunda gövde ve kalça kaslarının daha da güçlendirilmesini sağlayacak bir program uygulanması gereğine" işaret ediliyor

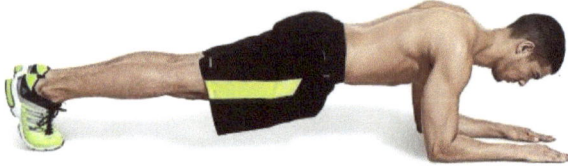

Bir başka araştırmada, Magnusson ve arkadaşları , omuz, gövde ve baldır dayanaklığı ile omuz hareketi aralığı üzerine durdular ve bunun için seçtikleri 24 (13 erkek ve 11 kadın) atletin, karın ve mide kaslarını özellikle çalıştırıp kuvvetlendirenlerin kendi spor branşlarında daha başarılı olduklarını tespit ettiler.

Olimpik yarışlara katılan yüzücüler için,

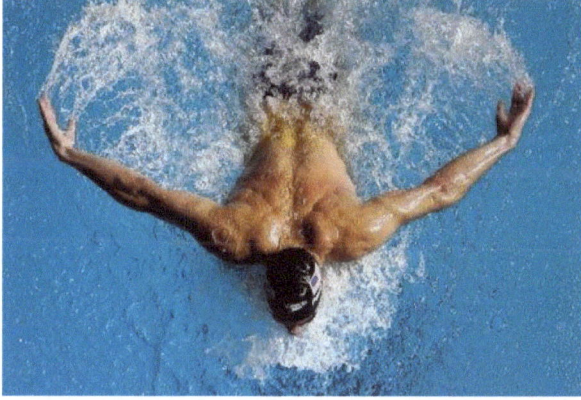

bu parametrelerin yüzme performansı ile ilişkisi olup olmadığı da bir çok araştırma konusu oldu. Elde edilen sonuçlar, yüzme süresi ile gövde esnekliği, gövde esneme ve omuz dahilî dönüş mukavemeti arasında ters bir bağlantı olduğunu ve bunlar arasında yer alan gövde esnekliği mukavemetinin en önde gelen belirleyici faktör olduğunu ortaya koyuyorlardı. Bir başka deyişle, güçlü bir mide ve sırt kasları sayesinde çok daha hızlı yüzülebiliyordu.

Öte yandan, alt sırt acılarının önüne geçilmesi, yarışlara ve gösterilere katılan atletler için çok önemli bir husus olarak ortaya çıkmaktadır. Bu durum günümüzde hem atletlerin

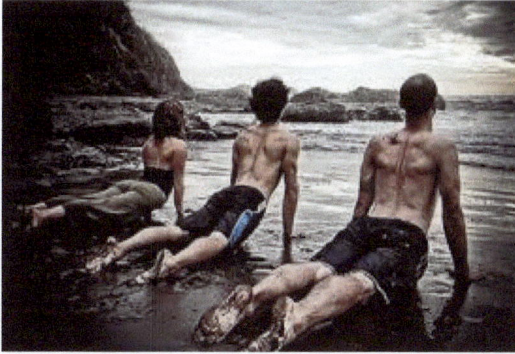

hemde yetişkinlerin yüzde 60 ila 80'i için hayatlarının belli bir döneminde karşı karşıya kaldıkları bir sorundur. Sırt alt kasları ve mide kasları, bir "kas korsesi" oluşturularak gövdenin stabilitesi ile omurganın desteklenmesini sağlamakta, mide, karın ve sırt kaslarının mukavemetinin artırılması, sırt sorunlarının giderilmesinde önemli bir rol oynamaktadır.

Her ne kadar çalışma yoğunluğu ve sıklığı ve ani değişmeler, yetersiz teknikler ve uygun olmayan spor donanımları da sporcuların bu sorunlarla karşılaşmalarına neden oluyorsa da, sırt kasları ile mide ve karın kas yapısının güçlendirilmesi böyle bir sorun ile karşılaşılma olasılığını veya şiddetini azaltmaktadır.

Şu ana kadar size açıkladığım ana kurallar, mide, karın ve alt sırt mukavemetinin en üst atletik performansın elde edilebilmesi için kaçınılmaz hususlardır. Bunu sağlamanız için yapmanız gereken şey o kadar zor bir iş değil: Mide Düzleştirme Programınızı ileri seviyede uygulama aşamasına getirerek, yalnızca bir kaç ilâve egzersiz yapacaksınız (muhtemelen bunların bazılarını yapıyorsunuz), ve bunlara çalışmalarınızda öncelik vererek çalışma disiplininden hiç uzaklaşmayacaksınız ve ilgilendiğiniz spor branşının teknik özelliklerine göre uygulayacaksınız, hepsi bu.

ATLETİK PERFORMANS İÇİN MİDE VE KARIN ÇALIŞTIRMA ESASLARI

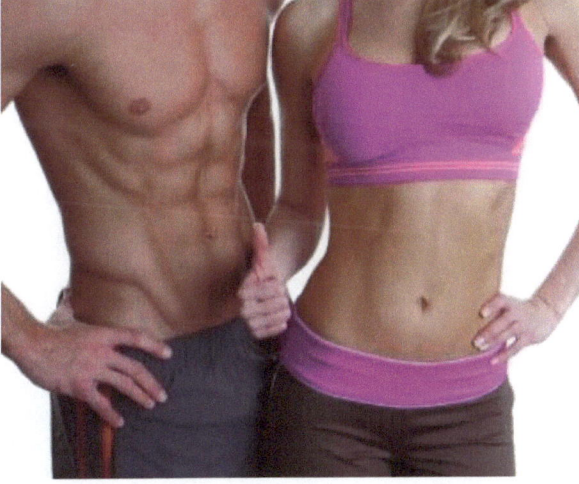

Her atletin farklı bir vücut yapısı, farklı nitelikte geçirdiği sakatlıklar ve kendine özgü biyomekanik özellikleri vardır ve bu nedenle mide ve karın çalışmaları programına başlamadan önce doktor, antrenör ve sizi çalıştıran egzersiz hocanız ile görüşmelisiniz. Sakat halde kesinlikle egzersiz yapmayın.

Bir kaç defa daha tekrar veya daha fazla zorlanmak için egzersiz tekniğini kesinlikle değiştirmeye kalkışmayın. Uygun egzersiz tekniklerine uymamak kaslarda bir dengesizliğe ve/veya sakatlanmalara yol açabilir.

Bütün egzersizleri yavaş ve kontrollü bir tempoda yapın. Ani hareketler yapılması size moment kazanılabilir, ancak temel kaslara daha az zorlama uygulamış olursunuz.

Bütün egzersizler boyunca, düzenli olarak nefes alıp verin, nefesinizi kesinlikle tutmayın.

Alt sırtınızda eğilmeye neden olacak veya aşırı derecede esnetecek hareketlerden kaçının.

Her bir egzersiz sırasını, kendinizi çalıştırdığınız kas üzerinde yoğunlaştırın.

Bir hareketi yapmak için başınıza veya boynunuza bir zorlama yapmayın.

KARIN KASLARINIZ İÇİN 12 TEMEL BESLENME VE EGZERSİZ İPUÇLARI

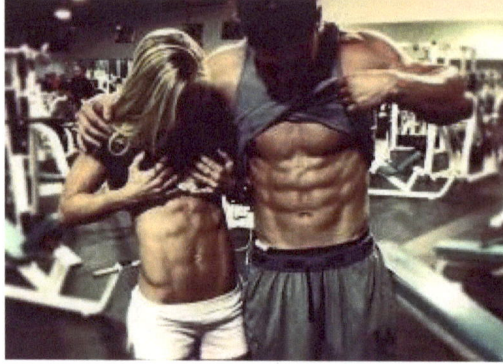

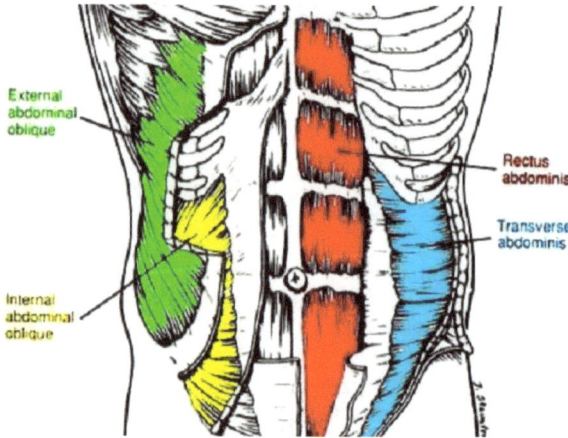

Yakın kontrol: Karın kaslarınız yağ tabakası ile örtülmeye başlamış mı?

Eğer böyleyse, buna karşı ilk tepkiniz, mide ve karın kaslarınızı daha sıkı çalıştırmaktır. Ancak ne kadar çok yapsanız da, belirli mide ve karın kaslarınızı ortaya çıkarmak için oluşan yağ tabakasını dağıtmanız gerekir.

Çabuk sonuç veren bir diyet de çözüm değildir. Belki bir miktar kilo kaybedersiniz, ancak bu sizi kurtarmaz. Aldığınız kaloriyi belirli ölçüde azaltmanızın yanı sıra, vücudunuzun yaktığı kalori miktarını bir taraftan egzersizle, bir taraftan da metabolizmanızı harekete geçirerek yakabilir ve böylelikle ideal kilonuza kavuşabilir ve bu şekilde kalabilirsiniz.

Aşağıda genel olarak verdiğim 12 tekniği ve bunun yanı sıra "Mide Düzleştirme Programı"ndaki karın egzersizleri ve ana prensipler ile , şekilsiz bir durumdan çok iyi tanımlanmış, güçlü, estetik ve sağlıklı bir vücut sahibi olabilirsiniz.

1. Ağırlık çalışmalarına öncelik

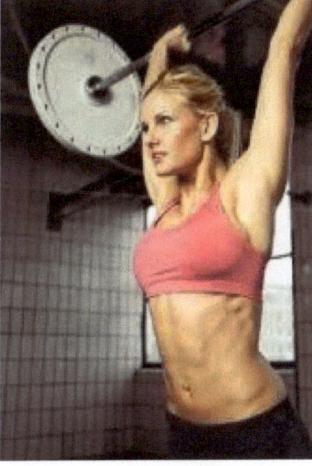

Vücut ölçülerinde ciddi seviyede bir değişiklik isteyenler, çoğu zaman herkesin orta noktasında buluştuğu bir temel sorun ile karşılaşırlar: Ne tip bir egzersiz seçilmeli – ağırlık kaldırmak veya koşmak? Her ne kadar her ikisi de sizin kas ve yağ oranınızı değiştirirse de, ağırlıkla çalışma, uzun vadeli yağ kontrolü için biraz daha fazla öncelik kazanmaktadır.

Washington Eyalet Üniversitesi (Pullman) fiziksel geliştirme direktörü Roger Scharnhorst'a göre, "Şişman değilseniz, vücut kompozisyonunuzda temelli bir değişiklik için ağırlık çalışmasına öncelik vermelisiniz." Mukavemet eğitimi kas oluşturur, bu metabolizmanızı geliştirir ve kalori yakma temposunu artırır. Canlandırılmış bir metabolizmanın kalori yakma faaliyeti, günün 24 saatinde sürekli yapılır hale gelir. Zamanla ağırlık çalışması yapanlar yağların erimesini sağlayarak zinde bir vücuda sahip olabilirler.

Amacınız yağsız bir vücut ise, her bir egzersiz grubu için 8 ilâ 10 veya en fazla 12 tekrar yapmalısınız. Her bir egzersiz serisini çalıştırdığınız kas iyice yorulana kadar sürdürün ve gerektiğinde bir uzman gözetiminde çalışarak kaslarınızı en son sınırına kadar güven içinde çalıştırabilirsiniz. (Kuşkusuz, sürekli son sınırına kadar yorulmayın, aksi takdirde bu sizin gelişmenizi yavaşlatır).

Egzersiz seçimi, setler ve bunun sıklığı ile ilgili olarak şunları söylüyor: " Birden fazla eklem hareketini içeren, itme hareketleri, çömelme, eğilerek kol çekme, ağırlık kaldırma ve bel hareketleri yapılmalıdır. Her bir hareket, önceleri haftada bir defa yapılmalıdır. Ancak zamanla bu haftada iki defaya, veya her dört günde bir temposuna geçilebilir."

2. Koşu hareketi ilâvesi

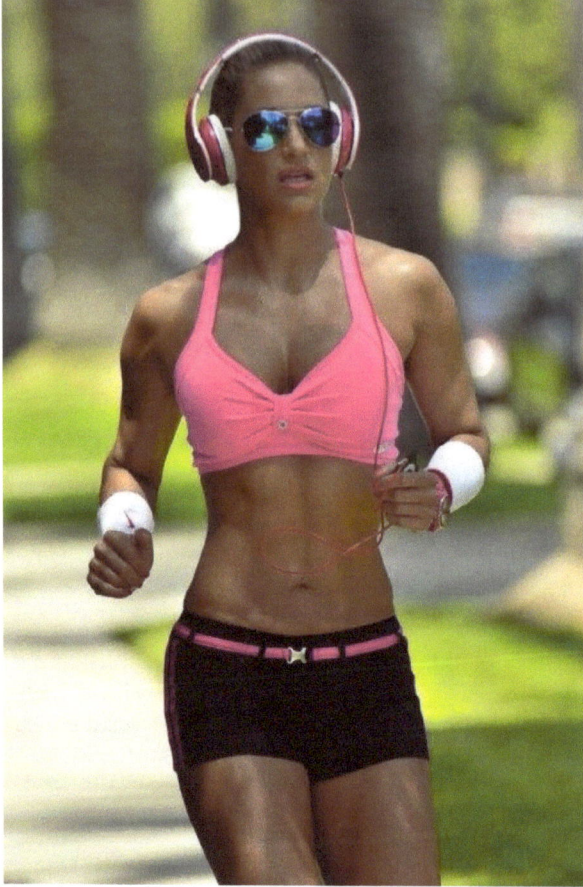

Aerobik egzersizler de aynı ölçüde önemlidir – böylelikle vücut yağlarını yakıt olarak kullanarak vücut görünüşünüzü değiştirmenize katkı yapabilir -İlk önce, haftada 3 defa 20-dakikalık koşu ile başlayın. Vücudunuzun yağ seviyesinin düştüğünü gördüğünüzde, bu tempoya bağlı kalın. Gerektiğinde, haftada 4 defa 30-40 dakikalık koşular yapabilirsiniz.

Schornhorst, koşu yapma sonucu elde edilebilecek yararları şu şekilde özetliyor: "Aerobik, yağları yakmak için çok etkili bir yöntem, ancak bunun ölçüsünü bilmek gerek. Burada uzun vadeli olarak esas olan husus toplam aldığınız kalori miktarı ile ağırlık çalışması arasında bir denge oluşturmaktır. Belki koşmak amacınıza daha çabuk ulaşmanızı sağlayabilir, ancak aldığınız kalori miktarını kontrol altında tutmazsanız ümitsizliğe düşmeyin."

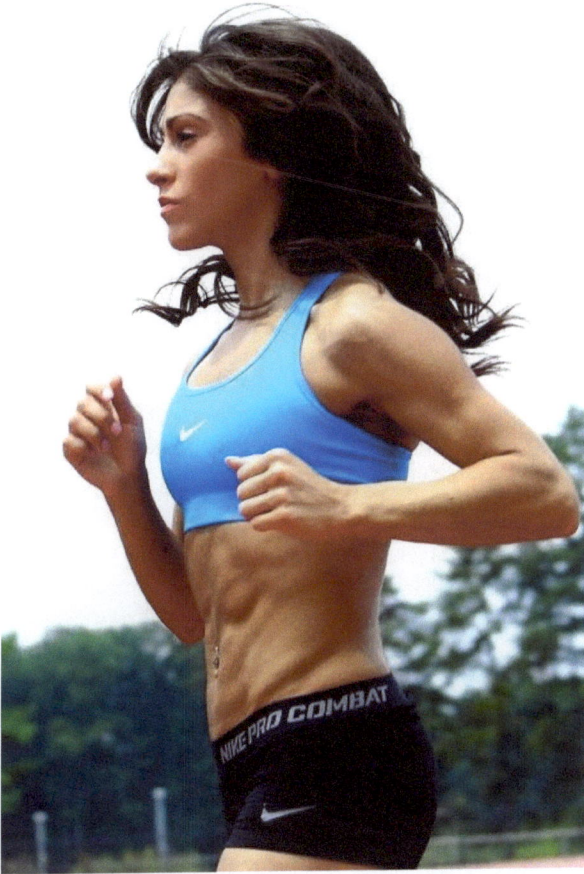

3. Sık aralıklarla az yemek

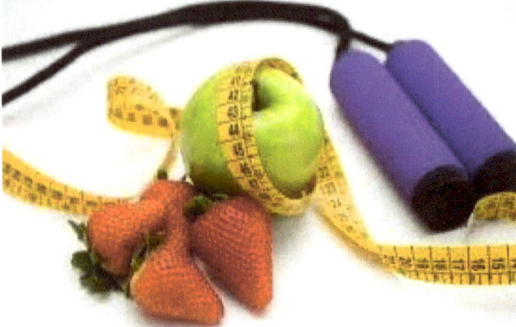

Uluslararası Spor Beslenme Merkezi direktörü Ann Grandjean, EdD, şunları söylüyor: Ampirik aklıselim bize gün boyu kesintisiz beslenmenin sürekli gıda maddesi sağladığını, sindirimin düzenli hale geldiğini ve kanda dengeli bir besleyici madde seviyesi elde edilebildiğini gösteriyor.

Düzenli gelişme seyri içinde düşük seviyede yağ içeren zayıf bir vücut yapısından hiç bir ödün vermeden dengeli bir vücuda sahip atletler veya vücutçular, bir gün boyunca çok sayıda yemek yiyerek bu kesintisiz beslenme tekniğini uyguluyorlar.

Siz de buna benzer bir diyet yöntemi izleyebilir ve günlük besin tüketiminizi beş veya altı kez küçük öğünler biçiminde alabilirsiniz. Bu besinlerin daha dengeli emilmesine ve böylelikle protein ve karbonhidrat tüketiminin azamî kas gelişimi yönünde olmasına imkân sağlar.

4. Lifli yiyecekler almalısınız

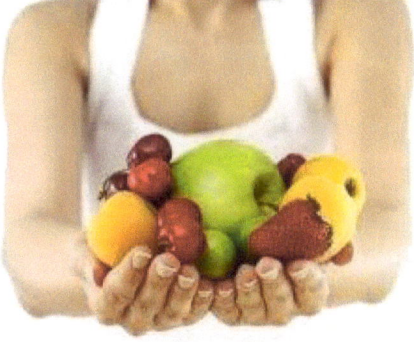

"Yoğun lif içeren gıdalar, ensülin salgılanmasını sağlar ve ensülin kontrolü, vücut yağlarının kontrolünde çok önem taşır." Lif içeren besin maddeleri olarak başta patates, esmer pirinç, meyve ve sebze yer almaktadır. Bu besinler beyindeki iştah merkezini düzenleyerek, size bir tokluk hissi vermekte ve bu şekilde tatmin duygusu sağlayarak aşırı yemenizi engellemektedir.

5. Kesinlikle kalori biriktirmeyin

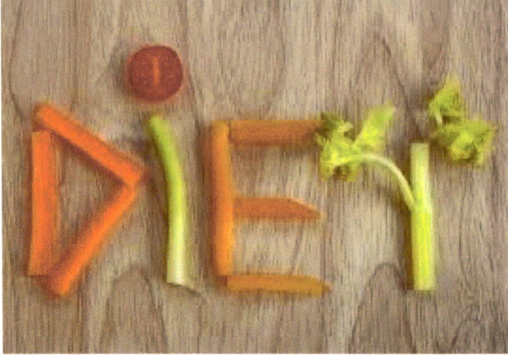

Daha az ve sık yemek, duyarlı ve bilimsel çalışan atletlerin ana prensibidir. Bunun tersi, seyrek ama çok yemek yemekten kesinlikle uzak durulmalıdır, çünkü bir oturuşta alınacak aşırı kalori sindirim sistemini aşırı yükler ve bunun sonucunda besinlerin dengesiz sarf edilmesi ve muhtemelen aşırı kalorilerin yağ olarak birikmesi söz konusu olabilir. Yapılacak en kötü şey, kaçırılan bir öğünün, daha sonraki öğün sırasında iki misli yemek yiyerek karşılanmasıdır. Bir öğün kaçırmışsanız, daha sonraki birden fazla sayıda düzenli öğünlerinizde biraz daha fazla yiyerek bunu karşılayınız. Bir öğünde iki porsiyon yemek yemek, eğer düzenli bir fiziksel aktivite yapmıyorsanız, yiyeceklerin vücutta yağ olarak birikmesine yol açar.

6. Düşük yağ içeren gıdalar

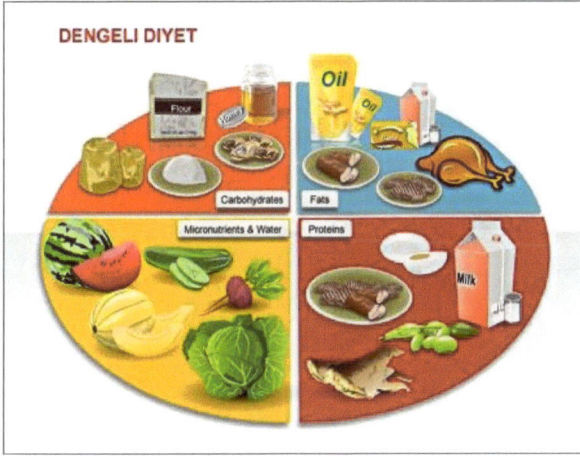

Dinlenme sırasında bile daha fazla kalori yakacak zayıf bir vücut elde etmek için etkili bir egzersiz yapmalı ve dengeli bir karbonhidrat ve protein içeren besinler tüketmelisiniz. Karbonhidratlar, ağırlık egzersizlerinin yakıtını oluşturur, öte yandan proteinler vücuda amino asitler sağlar ve mukavemet egzersizlerinde zarar gören kas dokularının onarılmasına imkân verir.

Karbonhidrat ve protein olarak sağlanacak kalorilerden ödün vermeksizin toplam alınan kalori miktarının azaltılması için salata gibi yiyeceklere yağ katmayın, kızartma ve yağlı etler yemeyin. Bunun yerine yağ içermeyen süt ürünleri, balık ve yağsız kırmızı et gibi gıda maddelerine yönelin.

Kas oluşumu ve vücut yağının dağılmasını sağlamak için toplam kalori miktarında düşük seviyede bir azaltma yaparak gün boyunca dengeli miktarda karbonhidrat ve protein almanız gereklidir.

7. Her öğünde protein almalısınız

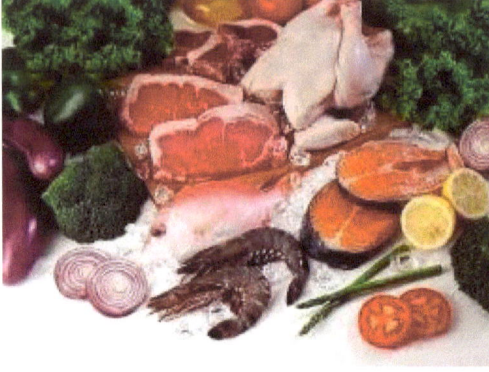

Ağırlık çalışmaları, protein ihtiyacını artırır. Tavuk, balık, yağsız süt ürünleri ve yağsız kırmızı et gibi proteinlerden elde edilen amino asitler, kasların yapı taşlarıdır ve onların büyümesine imkân sağlar. Vücut geliştirme uzmanları, kasların gelişmesini sağlamak için yaklaşık olarak her gün kilogram olarak vücut ağırlığı başına 2,2 gram protein alınması gerektiğini söylüyorlar.

Ancak siz bu öneriyi bir aşama daha geliştirerek bunu birden fazla sayıda öğün ile almalısınız. Buna göre, bir günde kaç öğün yemek yediğinize bağlı olarak bir öğünde alacağınız protein miktarı belirlenir. 75 kilo geliyor ve bunun için bir günde yaklaşık 165 gram protein almanız gerekiyorsa ve bir günde altı öğün yemek yiyorsanız, her bir öğünde yaklaşık 27,5 gram protein almanız gerekiyor demektir.

8. Yiyeceklerinizi çeşnilendirmek

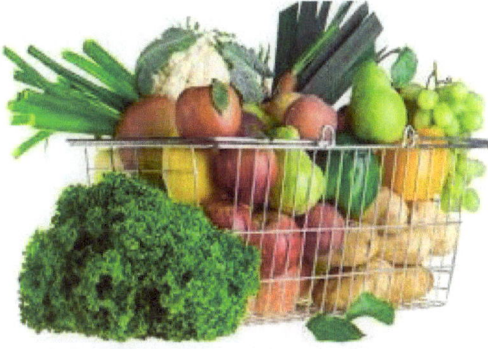

Ülkemizin Doğu kesimleri ve bazı ülkelerden örneğin Hint, Karaip ve Meksika mutfağına has sıcak kırmızı biber tadından hoşlanıyorsanız, o zaman bilmeden metabolizmanızı biraz hızlandırıyorsunuz demektir. Kırmızı biberin aktif bileşeni olan capsicum, sempatik sinir sistemini uyararak katekolamin salgılanmasına yol açar ve bu ise vücuttaki yağ hücrelerinin yakıt olarak kullanılmak üzere yağ asitleri salgılanmasına neden olur. Her ne kadar kırmızı biber vücut yağlarından kurtulmak için kesin çare değilse de, bu şekilde sağlanacak belli bir enerji tüketimi, kısa sürede terazide kendini gösterebilir.

9. İnişli-çıkışlı kalori almak

Bir kaç yıl önce yapılan ünlü bir araştırmada, ortalama kalori alımının, düzenli günlük kalori alımına kıyasla daha fazla kilo kaybı olanağı verdiğini göstermiştir. Peki, neden? Muhtemelen vücut, kalori alımının azaltılması aracılığı ile sağlanan kilo kaybına kısa sürede uyum göstermekte, oysa kalori alımında yapılacak bir farklılaştırma, buna engel olabilmektedir.

Günlük kalori alımını 2.500 kalori seviyesine düşürmek yerine, o zaman bu yaklaşım ile iki gün süre ile 2.000 kalori alıyor, bunu izleyen iki günde bunu 2.500 kaloriye çıkartıyor ve son iki gün içinde ise bunu 3.000 kalori seviyesine getiriyorsunuz ve daha sonra bu sıralamayı başından tekrarlıyorsunuz. (Ortalama kalori seviyesi, halâ daha sizin için normal olan seviyenin altında tutulmalı).

Bu şekilde değişken kalori alımı ile elde edilen başarının, metabolizmanın uyarılması sonucu değil, ama daha çok bağlılıktan kaynaklanıyor. Bir başka deyişle, bu tip bir beslenme stratejisinden hoşlanan insanlar yüksek kalori günlerinde, istedikleri gibi çok yemek yiyebilmiş olmaktan, öte yanda ise düşük kalori günlerinde ise kilo kaybediyor olmaktan hoşlanıyor olabilirler.

Sonuç olarak varılan nokta başarı oluyor, çünkü böyle bir şeyi yapmaktan hoşnutluk duyuyorlar. Her halükârda, durum öyle görünüyor ki, her ne şekilde olursa olsun, bu inişli çıkışlı strateji işe yarıyor!

10. Rafine gıdalar ve aşırı şekerden kaçınmak

Beslenme tarzınız, beyaz ekmek, beyaz pirinç, meyve suları ve bir çok kahvaltılık tahıl çeşitleri yerine içinde daha yüksek seviyede vitamin, mineral, lif içeren ve daha yararlı karbonhidrat türleri, örneğin, tatlı patates, fasulye veya her türlü taneli yiyecekler ile değiştirilmelidir. Bazı araştırmacılara göre, bu tür rafine besinler, şişmanlığın nedenleri arasında gelmektedir.

11. Ağırlık egzersizi öncesi çok, aerobik öncesi az yemek

Ağırlık kaldırırken, vücut için yakıt olarak kaslarda glikojen biçiminde depo edilmiş şeker gerekir. Çalışmalarınızı sürdürürken, bu glikojen seviyesi düşer, böylelikle vücudunuzun yakıt deposu boşalmış olur ve artık vücudunuzun kat edebileceği yol azalır. Günlük 5-6 öğünlük diyetiniz içinde, zorlu ağırlık çalışması öncesindeyseniz, yeterli seviyede yakıt sağlayacak karbonhidrat almaya dikkat etmelisiniz..

Madalyonun diğer yüzünde, aerobik çalışma öncesi yemek konusu geliyor. Aerobik çalışmalar esas olarak vücutta birikmiş yağlardan yakıt kaynağı olarak sağlanan yağ asitlerine dayanmaktadır ve bazı uzmanlara göre, önceden yemek yemek, iki mekanizma nedeniyle azamî yağ yakma faaliyetini körleştirir.

Birincisi, öğün ile alınan yağ, enerji olarak kullanılabilecek, vücutta birikmiş yağın yerini alabilir. İkinci olarak ve belki de daha önemlisi, karbonhidrat yeme sonrasında oluşacak hormonsal etki sonucu doğal olarak ensülin salgılanmakta, bu da yağ hücrelerinin açığa çıkmasını engellemektedir. Sanırım aerobik öncesinde yemek yemediğinizde daha iyi sonuç alındığını kendiniz de göreceksiniz. Bu işe yarar görünüyor, ancak başınız döner veya gerçekten sıkı çalışacak gücü kendinizde bulamazsanız, kesinlikle bir şeyler atıştırmalısınız.

12. Çok fazla yüklenmeyin

Kalori seviyesi düşürülmüş olduğunda, vücut, yakıt temini açısından daha fazla yağ depolarına başvuracaktır. Ancak günlük kalori seviyesinin çok fazla düşürülmesi, bu sefer değerli kas dokularının yakılması biçiminde geri tepebilir.

Kas oluşturma ve yağın dağıtılmasına en ideal yaklaşım, vücudun günlük karbonhidrat ve protein ihtiyacını yeterli seviyede karşılamak, aynı zamanda da toplam olarak az bir kalori indirimi gerçekleştirebilmektir. Genel olarak %10-15 seviyesinde bir indirim yeterlidir. Bu nedenle, günde 3.000 kalori tüketen 75 kg ağırlığında biri, bunu günde 2.550-2.700 kalori seviyesine düşürebilir. (Aynı zamanda No. 9'da belirttiğim gibi, bu kalori alımı inişli çıkışlı olabilir.)

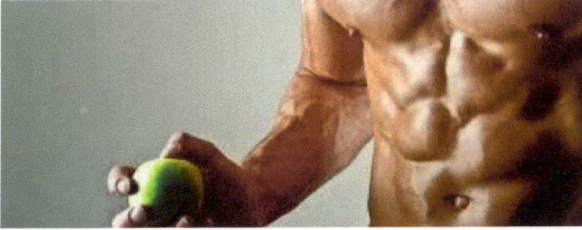

BÖLÜM 6

MİDE VE BEL EGZERSİZLERİNİN TIBBÎ AÇIDAN DEĞERLENDİRİLMESİ

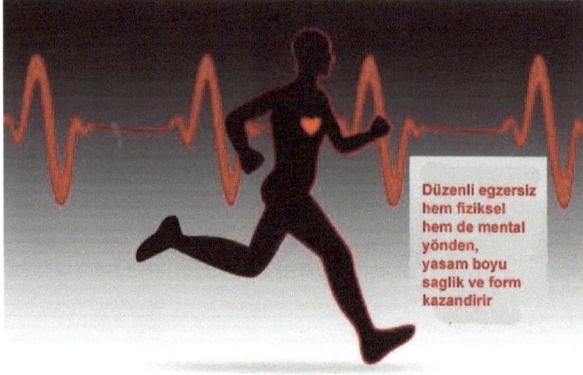

Düzenli egzersiz hem fiziksel hem de mental yönden, yaşam boyu sağlik ve form kazandirir

Her bilimsel egzersiz programında amaç ne olursa olsun Isınma ve kalkma egzersizlerinin birinci gurubundaki hareketler aerobiktir. Bunu basitçe anlamı, bu egzersizlerin kalp, akciğer ve mide kaslarını etkilemesidir.

Kaslarınızın bu şekilde çalıştırılması kalp atış hızınızın artmasını, kalp kasınızın güçlenmesini, şimdiye kadar depoladığınız vücut yağınızın yakılmasını sağlayarak vücut ısınızı yükseltir ve vücudunuzun çalışma programınızın geri kalan kısmını daha rahat ve sakatlanma riskini ortadan kaldırarak tamamlamasına yardımcı olur.

Bu programın en önemli yararlarından biri, egzersizin "Bedeni Eğitici Etkisini" vurgulamasıdır. Bu terim; vücudunuzun güç ve etkinliğini arttıran düzenli aerobik egzersizle geliştirilen yüksek fiziksel kapasitesini gösterir.

Her insanın egzersize karşı tepkisi farklıdır. Bu nedenle yaptığınız çalışma sırasında vücudunuzun tepkilerini dikkatle gözlemeniz çok önemlidir. Nabız atışlarınızı ölçerek kalbinizin durumunu takip edersiniz. Yetişkinlerde normal nabız (kalp atış hızı) dakikada 60-80 atış arasındadır.

Düzenli egzersiz, istirahat sırasındaki kalp atış sayınızı düzenler ve düşürür. Egzersiz sırasında nabzın kontrol edilmesi vücudunuzun egzersize karşı tepkisini göstermesini belirleme yanında programın vücut eğitimi kısmından elde ettiğiniz olumlu etkileri ortaya çıkarır.

Egzersiz bölümünde de kısaca değindiğim gibi, egzersiz yaptığınızda kalbiniz, yaş gurubunuzdaki olması gereken maksimum değerin %70 ile 85'i arasında kalan oranda bir nabız sayısına sahip olmalıdır.

İşte bu beden eğitimi aralığı veya hedeflenen kalp atım seviyesine ulaşmıyor ve egzersiz sırasında kalp atış oranınız %70'in altında kalıyor ise, kalbinizi ve solunum sisteminizi yeterince zorlamıyorsunuz demektir. Bu değer %85'in üzerinde ise, kalbinizi aşırı bir oranda zorluyorsunuz demektir. Bu durumda kalp atış hızınızın %70-%85 seviyesine düşünceye kadar dinlenmeniz gerekmektedir.

Hedeflenen (Faydalı Egzersiz) Kalp Atış Hızları Tablosu

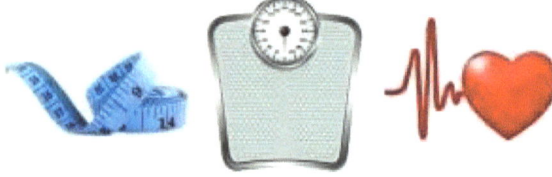

Bu tablo herhangi bir egzersiz programınızda, egzersizlerin kondisyon etkilerini ölçmeniz için size her zaman yardımcı olacaktır:

YAŞ	10 SANİYEDEKİ ATIŞ SAYISI		DAKİKADAKİ ATIŞ SAYISI	
	MİNİMUM %70	MAKSİMUM %85	MİNİMUM %70	MAKSİMUM %85
15	24	31	144	183
20	24	29	140	170
25	23	28	136	165
30	22	27	133	162
35	22	26	130	157
40	21	26	126	156
45	21	25	126	150
50	20	24	120	144
55	19	23	114	138
60	19	23	114	138
65	18	22	108	132
70	17	21	102	126
75	17	20	102	120

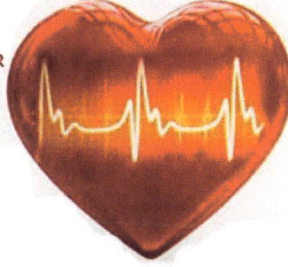

DÜZENLI VE DOGRU EGZERSIZLER KALP RITMINI DÜZENLER VE KALP KASLARINI KUVVETLENDIRIR.

Bu rakamlar, sağlıklı bireylerdeki ortalamalardır ve küsuratlı çıkan rakamlar bir üst değere taşınmıştır. Kendiniz için gerçek rakamı doktorunuza danışmak en uygun yoldur. Yaşınızın tabloda gösterilen yaş değerlerinin arasında kalması durumunda yaşınızdan büyük olan rakama ait ortalamaları dikkate alın. Beden eğitim sonucunda kardio vasküler verimlilik ve gücün yaşa bağlı olarak çok az değişim gösterdiğine dikkat edin.

"Nabzınızın beden eğitimi aralığı" içinde bulunup bulunmadığını belirlemek için vücudunuzu ısıttıktan sonra ara verin ve 10 saniye süreyle nabzınızı ölçün. Bulduğunuz değeri bu bölümdeki tablo ile karşılaştırın. Dakikada ki atış değerini elde etmek için bu rakamı 6 ile çarpın. Kalp atış hızının önerilen aralık içinde kalması durumunda çalışmanıza devam edin. 15-20 dakika sonra nabzınızı tekrar ölçün.

Beden eğitim kalp atış hızının programınız ilerledikçe düzeldiğine dikkat ediniz. Ancak programa ilk kez başlıyorsanız bu kalp atış hızına ulaşmaya çalışmayın ve bunun için çok hızlı egzersiz yapmayı denemeyin. Egzersize başlamadan önce dinlenme anında ve çalışmanızı bitirdikten 10 dakika sonra kalp atış hızını ölçün. Nabzınız bu süre içinde normale dönmüş olmalıdır. (Yani yaklaşık olarak başlangıçtaki dinlenme anında alınan kalp atış hızı)

Nabız alma yerleri:

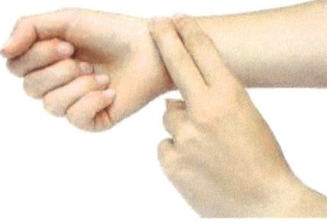

- Baş parmağın hemen altında bilekte bulunan radyal arter.
- Çene kemiğinin altında boynun yan tarafındaki karotir arter.
- Dirsek içinde cilt kıvrımının üzeri.
- Radyal arterden nabız almak için baş ve işaret parmağınızı bileğinizin iç kısmına baş parmağınızın hemen altına koyun. 10 saniyedeki atış sayısını ölçün. Daha sonra dakikadaki nabız sayısını bulmak için bu değeri 6 ile çarpın.

"Beden eğitim aralığının" düzelmesi dayanıklılığı ve metabolik hızı arttırır. Bazal metabolik hız, yaşam süresince yavaş yavaş, ancak sürekli bir şekilde düşer. Bunun anlamı enerji kullanma hızımızın düşmesi ve günlük rutin hareketlerimizde daha az kalori yakmamızdır. Fiziksel faaliyet metabolizma hızını arttırır. Bu hız yükseldiğinde normal değerine dönmesi saatler alır. Bunun anlamı da egzersizi bıraktıktan sonra bile kalori yakmaya devam etmemizdir.

Kas dokuları vücut yağından daha fazla enerji kullanır, bu nedenle, erkeklerde kas kitlesi daha fazla olduğundan, bazal metabolizma hızlarının daha yüksek olması nedeniyle, bayanlara nazaran kalori sarfı yönünden çok daha şanslıdırlar.

Hipertansiyon – Nedir ?

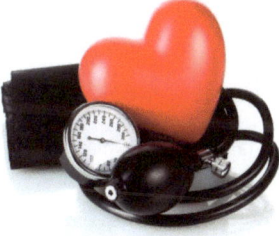

Günlük yaşamımızda sık sık duyduğumuz ve kontrol altına alınmadığı takdirde büyük sağlık sorunlarına neden olan ve yaptığımız egzersiz programları ile çok olumlu yönde etkilenen Hipertansiyon hakkında da kısaca bilgi vermem faydalı olacaktır.

Hipertansiyon, kan basıncının yüksek olması ile ilgili kullanılan bir tıbbî terimdir. Kan basıncı değişken bir kavramdır ve vücut pozisyonu, egzersiz, tansiyon ve vücut sıvısı seviyeleri, kafein, gıda, kilo, uyku ve sinirsel faktörlere bağlı olarak her dakika değişiklik gösterebilir.

Kan basıncı (Tansiyon), damarlarda sistolik ve diastolik basınç denilen basınçların ölçülmesi ile kaydedilir. 120/80 (Sistolik / Diastolik) şeklinde gösterilir.

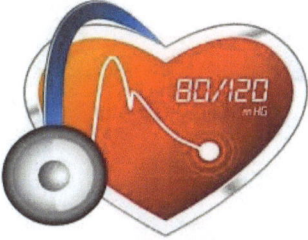

Sistolik Basınç, (Büyük Tansiyon) kalp kan pompaladığı anda arterlerdeki kan basıncıdır.

Diastolik Basınç (Küçük Tansiyon) ise, kalp bir sonraki atış için kan ile dolduğu anda arterlerde meydana gelen basınçtır. Normal kan basıncı 140/90 değerinin altında tanımlanır. 150/100'ün üzerindeki kan basıncı değerleri hipertansiyon olarak kabul edilir. Bu iki aralığın içinde kalan kan basıncı, hipertansiyon sınırı olarak belirlenir ve bu durumda tedavi gereksinimi veya kontrol altında tutulma hususu gündeme gelir.

Hipertansiyonlu bir kişi, bu durumuyla ilgili belirtiler olsa da az sayıda olacağından ilk aşamada böyle bir rahatsızlığa sahip olduğunun farkına varmayabilir. Sabahın erken saatlerinde baş ağrısı, yüzün kızarması, baş dönmesi, burun kanaması, bulanık görme, tansiyonda yüksek ve normal değerler arasında kaymalar hipertansiyonun belirtileri olabilir.

Hayatî organların bundan etkilendiği anlaşılmamalıdır. Bununla birlikte vücut yüksek kan basıncından etkilenir;

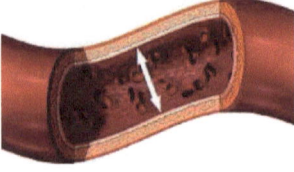

arter duvarları sertleşir, küçük açıklıklardan kan pompalanması için kalbin daha fazla çalışması gerekir. Tedavi edilmemesi durumunda komplikasyonlar ağırlaşabilir. Yüksek kan basıncı kalp, böbrek veya strok hastalıklarına neden olur. Yüksek tansiyon tedavi edilemez, ancak kontrol altında tutulabilir.

Tedavi ve yaşam tarzı değişiklikleri genellikle doktorunuz tarafından belirlenir. Kendi kendinizi muhakeme ederek, egzersiz programınızı uygulayarak, beslenme alışkanlıklarınızı ve yaşam tarzınızı değiştirerek bu sorunu da halledebilirsiniz.
Yüksek tansiyonun kontrolü veya bundan kaçınmak için şu temel noktalara dikkat etmelisiniz:

• Vücut yağlarının artmasını önleyin ve kilonuza dikkat edin,

• Düzenli olarak egzersiz yapın ve kitabınız hep yanınızda motivasyon kaynağınız olsun

• Tuz alımını azaltın,

• Beslenmenizde aldığınız yağ miktarını azaltın, Uygun biçimde dinlenin ve dinlenmeye mutlaka zaman ayırın,

• Sigara içmeyin

• Tansiyonunuzu sık sık ölçün, 40 yaşından sonra hipertansiyon daha sıklıkla görülür.

Düşünün bir kere "Şu Göbeği Bir Eritebilsem" sendromu ile çıkmış olduğunuz yol nerelere kadar uzanmaktadır.

İşte, hayat ve yaşam tarzının değiştirilme felsefesinin temelinde "Sağlıklı olma ve sağlıklı yaşama" gerçeği bulunmaktadır. Bundan daha önemli ne olabilir.

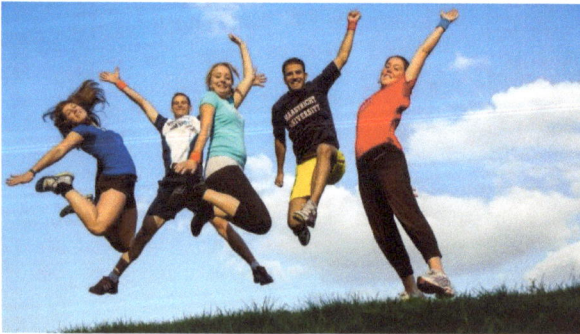

SONSÖZ

Tüm kitabım boyunca mide ve karın kasları üzerinde yoğunlaştırdığım bilgi, egzersiz açıklama ve programlarının, başta genel sağlık durumunuz olmak üzere, form ve estetiğiniz, fiziksel görünüşünüz ve olumlu davranış profiliniz için, yaşamınız boyunca size sağlıklı ve mutluluk dolu günler kazandıracağını ümit etmekteyim.

Senelerdir ihmal ettiğiniz, gerek form ve estetik ve gerekse sportif ve fiziksel performansınız açısından her zaman ihtiyacını duyduğunuz, fakat bir türlü eritemediğiniz ve gittikçe artan yağ birikintileri ile dolan mide ve karın bölgenizi, "GÖBEĞİNİZİ"eritmenizde, sağlık, estetik ve form kazanmanızda vesile olabildiysem kendimi mutlu sayacağım.

Ayrıca "VÜCUDUNUZUN VİTRİNİ" kitabımın, bu güne kadar mide ve karın kasları üzerinde hem bilimsel araştırma ve bilgilere hem de yaşanmış tecrübelere dayanılarak sade bir dille ve tüm ihtiyaç sahiplerine hitap edebilen bir yapı içinde yayınlanmış tek eser olmasının da heyecanı ve sevincini yaşamaktayım.

Yaşamınız boyunca hiç unutmayın; formda ve kuvvetli mide ve bel kaslarına sahip olduğunuzda ve onları düzenli olarak çalıştırdığınızda, omurga ve bel sorunlarından kurtulacak, vücudunuzun orta kısmına destek olmaları ve adeta doğal bir korse görevi yapmaları nedeniyle, kendinizi her zaman güçlü hissedecek, fiziksel görünüş ve estetik avantajlarına da sahip olmanın gururunu taşıyarak sağlıklı ve mutlu ve genç görünümlü yaşayacaksınız.

Kitabınızı yanınızdan ayırmayın, sadece okumakla kalmayın, ciddiyetle uygulayın, bu sizin için adeta bir yaşam tarzı olsun. Göreceksiniz, dünyanız tamamen değişecek, bambaşka bir yapıya kavuşup, yaşamınızda daha sağlıklı, daha mutlu ve kendinize daha çok güveni olan, hem özel hem de iş hayatınızda daha başarılı ve pozitif bir insan haline geleceksiniz.
Sağlığınız, yeni bir vücut estetiği ve güzelliği kazanmanız, mutlu olmanızda biraz katkım olduysa kendimi mutlu sayacağım.

Sportif yayınlarımızda yine sağlık, estetik ve formunuz için önemli olan konularda buluşmak ümidiyle.
Erol Uğur
Spormerkezim
Sports Education Consulting
www.spormerkezim.com

FAYDALANILAN ESERLER

1. Herkes İçin Spor – Vücut Geliştirme, Fitness ve Formda Kalma Erol Uğur – Özer Baysaling
2. Schlank werden bleiben, Fettabbau – Volker Klein
3. Muscle Up That Waistline – Bradley J.Steiner
4. Bottoms Up – Joyce L.Vedral, Ph. D
5. Bilimsel Vücut Geliştirme – Erol Uğur & Özer Baysaling
6. Fit durchs Leben – Time Life Bücher, Amsterdam
7. Streching Exercises – Lisa Balbach
8. Pumping Up Super Shaping The Feminine Physique–Ben Weider C. M.–Robert Kennedy
9. Legendary Abs
10. Six Pack Abs in 60 Days – Robert Kennedy – Dwayne Hines II
11. Das ist Schongymnastik – Helmut Reihardt
12. Ultimate Bodybuilding – Joe Weider, Bill Reynolds
13. Kinesiology Of Exercise – Michael Yesis, Ph. D
14. Egzersiz Fizyolojisi – Prof. Dr. Necati Akgün
15. Das Grosse Bodybuilding Buch – Arnold Schwarzenegger
16. Spor Hekimliği Yayınları
17. Bilim ve Teknik
18. Actuel 78 Medicine
19. Beslenme Rejimleri – Paul Chene
20. American Journal Of Clinical Nutrition
21. Beslenme ve Diyet – Prof. Dr. Ergin Sencer
22. Hamileleik ve Egzersiz – Raul Artar
23. Hamile Kadınlar İçin Mide Egzersizleri – Elizabeth Noble
24. Actuel 78 Medicine – Vücut Yağ Oranları – Uz.Diyetisyen Ahu Şebnem Onur
25. Sporcuların Bilimsel Beslenme Rehberi – Gençlik ve Spor Genel Müdürlüğü –Prof. Dr. Muzaffer Üstdal, Prof. Dr. Ahmet Köker
26. Sportif Yaralanmalar – Prof. Dr. Burhan Uslu
27. Spor yaralanmaları ve Hastalıkları – Op. Dr. Adnan Bağrıaçık

SİZİN İÇİN ÇALIŞIYORUZ

SPORMERKEZİM SPORTS EDUCATION CONSULTING GURUBU SİTELERİ

www.spormerkezim.com

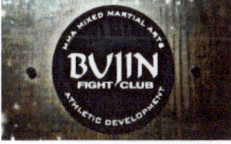

www.sporizle.tv

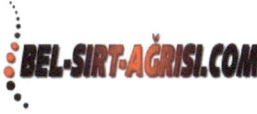

www.bujinfightclub.com

www.bel-sirt-agrisi.com

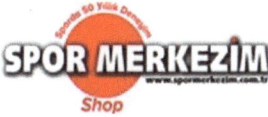

www.spormerkezim.com.tr

www.eusportsmagazine.com

YAŞAM SPORLA GÜZEL

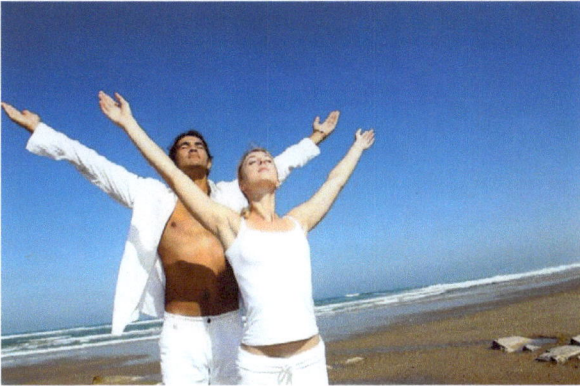

VÜCUDUNUZUN VİTRİNİ

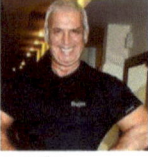

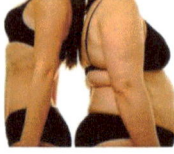

Erol UĞUR
Int.Master Sports Educator

VÜCUDUNUZUN VİTRİNİ

Bir daha şu göbeği nasıl eriteceğim derdi yaşamayacaksınız!

Gerek form ve estetik, gerekse sportif ve fiziksel performansınız açısından çok önemli olan Mide ve Karın bölgesi zamanla eritemediğiniz ve gittikçe artan yağlarla kaplanır ve **ORTA KATTAKİ GÖRÜNTÜ KİRLİLİĞİ sorunu ile HEM FORM HEM DE SAĞLIK** sorunu yaşarsınız ve buna bağlı olarak da yaşam kaliteniz gittikçe düşer.

Kitabım, mide ve karın kasları üzerinde bilimsel araştırma ve yaşanmış tecrübelere dayanmaktadır.

Tüm içerik, sade bir dille ve tüm ihtiyaç sahiplerine hitap edebilen bir yapı içine bu sorunu kolayca giderecek en etkili egzersizler ve bilgilerle düzenlenmiştir.

"GÖBEĞİNİZİ" eritmenizde, sağlık, estetik ve form kazanmanıza vesile olabilirsem kendimi mutlu sayacağım.